U0073064

按摩
不適

整復推拿師的

眼壓重設術

整復推拿師
清水六觀 著

楓葉社

前言

你的眼睛沒問題嗎？

我們的生活因為新冠疫情蔓延而完全變了調。

自2020年春天日本政府要求國民「Stay Home」之後，視訊會議、線上活動愈來愈多，追劇、玩手機的時間也激增。許多人都感受到自己的「身體」產生了變化，其中最為明顯的就是「因為宅在家而變胖」。

到底身體的哪個部位最疲勞呢？

某項調查指出，最疲勞的身體部位似乎是「眼睛」。

或許有人會覺得「只要好好睡一覺，就能消除眼睛的疲勞」。

如果只是一時的疲勞，的確只需要好好睡一覺。

但是，長此以往，就會變成所謂的眼睛疲勞，進而出現視力下滑、眼睛痛、頭痛、肩膀僵硬、身體歪斜這類症狀，甚至造成全身性的影響。

大家最需要注意的就是**「近視」造成的視力下滑**。

近視的症狀若是持續惡化，最終有可能導致失明。

換言之，「高度近視的人」比沒近視的人更容易出現眼睛方面的疾病。

以青光眼為例，近視的人罹患的風險比沒近視的人高出3．3倍，視網膜剝離則是21．5倍，高度近視性黃斑部病變則為40．6倍。

日本人失明原因的第一名為青光眼

接著為大家進一步說明「青光眼」。

所謂的青光眼就是「視野受損的疾病」。在日本國內是眾所周知的「失明原因第一名」。

這類患者從40幾歲之後開始增加，某份資料也指出，在40歲以上的日本國民之中，每20人有1人罹患青光眼，70歲以上則是每10人有1人，所以青光眼可說是銀髮族的國民病。

除了近視惡化之外，**視神經因眼壓而受損**也是青光眼的病因之一。

換言之，**近視與青光眼是我們的兩大宿敵**。

眼壓誰都能了解

由於我是專業的整復推拿師，所以本來沒有打算出版「有關眼睛的書籍」。

那麼為什麼我會在這裡介紹有關眼睛的問題呢？

其實答案非常簡單明瞭。

因為有許多患者都給我非常棒的回饋。答案就是這麼簡單。

許多患者來我的沙龍接受臉部與頭部的骨骼矯正之後，都異口同聲地說「眼睛比剛剛看得更清楚」。

利用視力檢查表測量之後，發現矯正骨骼之後，**視力平均恢復了0・2以上**，甚至有患者又驚又喜地告訴我：「他本來要做青光眼的手術，沒想到視力能恢復到不需動手術的程度。」

當這些療效隨著口碑慢慢傳開之後，突然在某天被某週刊雜誌報導，進而在全國引起莫大的迴響。

這時我才覺得，說不定我能把這40年來的所學傳授給無法直接見面的人，說不定眼睛不舒服的人也會因此感到開心。

於是我便將過去所學濃縮成這本書，也採訪了各界的專科醫師，得到理論的佐證。

矯正骨骼為什麼能恢復視力？

答案就是眼球之內的壓力，也就是所謂的「**眼壓**」。

我在按摩頭部與臉部的時候，也會按壓眼睛內凹之處的眼窩。

其實眼窩本來就會因為老化或姿勢不良這些理由，由上而下慢慢塌陷，所以眼睛周圍會內凹，眼袋與皺紋也會因為血液循環惡化而形成，這也讓我們看起來變老。

一開始都只是為了「變美」而揉開眼窩，但後來我才發現，這麼做能紓解眼壓。

或許大家會覺得「揉開眼窩」是件很可怕的事，不過大家不用太擔心，本書不會介紹需要直接碰觸眼睛的按摩方式。此外，本書介紹的按摩術都以放鬆為主，所以按摩的時候應該會覺得很舒服，每個人也應該都能習慣這類按摩。

只有專家才知道！手是最棒的療癒工具

視力若變差，可以立刻戴眼鏡或隱形眼鏡矯正，青光眼也可以點藥或動手術治療。

但最理想的是靠自己的力量治療，視力才能快速恢復。一如日文的「手当て」（治療），自古以來，人們都相信雙手具有治癒疾病的能力。

「我也曾想靠自己的力量治療，但效果都不怎麼樣。」

如果您也曾經有過類似的經驗，請務必試試本書介紹的**「眼壓重設」自我照護術**。

本書也花了不少心思在頁面設計上。為了讓各位讀者不用湊近書本，也能輕鬆閱讀，我與版面設計的專家開了好幾次會，也試排了好幾種版型以及嘗試了多種色調，連印刷用紙也試了好幾種，最終的結果就是各位手上的這本書。

姑且不論編排的細節，本書連照片、插圖都貫徹「讓眼睛覺得舒服」這個宗旨。

除此之外，日文版書籍還拿掉日文常見的「讀音標示」。因為光是閱讀字型較小的文字就會對眼睛造成莫大負擔，所以讀音較為困難的單字全以括號括住讀音，而「cm」這類單位也全部改成「公分」，以減輕眼睛的負擔。

這一切都是希望**「減少眼睛的負擔」**。

希望大家也能放鬆眼睛與心情，輕鬆地閱讀本書的內容。

清水六観

演員．熊谷真實的推薦

1960年3月10日於東京都出生
1979年獲選NHK晨間劇「小馬姐姐」的主角，也獲得「Élan d'or」新人獎。
2016年以舞台劇「曼贊納．我的家」獲得紀伊國屋演劇獎、讀賣劇大獎。

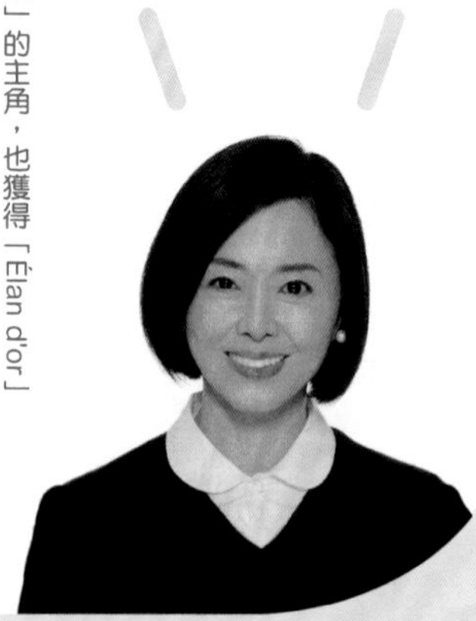

我是一名站在鏡頭前面的演員，有時候則會站在舞台上，直接面對觀眾。除了在工作的時候，我平常是離不開眼鏡的，眼鏡鏡片的厚度可能也比一般人來得更厚。

其實我從小就視力很差，**從幼年時期就一直都是「0．01」**，這讓我一直以來，都因為視力而自卑，這件事連我身邊的工作人員也不太清楚。

最近我換了度數很高的遠近兩用雙光隱形眼鏡（度數為500～550），但偶爾還是看不清楚近物，所以我很渴望「**眼睛可以稍微舒服一點**」。

甚至某次還被眼鏡行的老闆說：「熊谷小姐的視力沒有眼鏡可以配。」當下我真的好沮喪。

不過在因緣際會之下遇見了本書作者清水六觀，也有機會讓他為我進行「眼壓重設」按摩術，沒想到，發生了令人感到不可思議的事情。我在帶著隱形眼鏡的狀態下，視力有了下列的改變。

- 右眼視力　0.6 → **1.0**　**提升0.4**
- 左眼視力　0.3 → **0.6**　**提升0.3**

兩眼加起來，**視力居然提升了「0.7」**！

當時有我的經紀人以及沙龍的多名工作人員在場，所以這數據肯定沒錯。

而且我在接受治療之前，眼睛累得看不清楚，沒想到**接受治療之後，視線整個變得清楚，眼睛像是重獲光明**。

除了視力得到提升之外，**鼻子變得更挺**，顴骨也往上拉。站在一旁的經紀人告訴我，我一直說「好厲害！」（笑）。

順帶一提，我的經紀人在接受「眼壓重設」按摩之後，右眼的視力提升了0・2（1・0→1・2），左眼的視力則提升了「0・5」（1・0→1・5）。

我原以為這輩子再也擺脫不掉視力的自卑，所以這結果**真的讓我又驚訝又感動！**

從那次之後，我便**常常在家實踐**本書介紹的「眼壓重設」按摩術。

每到傍晚，眼睛偶爾會變得疲勞對吧？感覺眼睛有層霧擋著，怎麼看也看不清楚。

這時候我就會立刻執行74頁介紹的**「眼窩」按摩術**。這麼做除了能讓額頭下方的肌肉放鬆之外，更棒的是，**原本霧霧的視線能變得更清晰**。

如果是以前的話，我通常會在眼睛很疲勞的時候拿掉隱形眼鏡，但自從我學會這套眼壓重設按摩術，不用特意拿下隱形眼鏡，生活也一樣愜意。

我現在還是會在眼睛覺得不舒服的時候請清水六觀醫師給我一些建議。如果您跟我一樣**「對視力感到自卑」**、害怕自己罹患青光眼，或是正為視力下滑、乾眼症所苦，建議試試這套「眼壓重設」按摩術。

現在的我已經不需要老花眼鏡，也能看清楚較近的文字與智慧型手機的螢幕，**生活變得很輕鬆，心情也跟著放晴**。

陸續獲得體驗者開心的回饋！

高田みほ小姐（47歲女性）

因為「視線突然變得清晰」而感動

我的父母親與姐姐都罹患「青光眼」，所以「青光眼」算是家族病史之一。「該不會這是遺傳吧？」我從小眼睛就不好，所以每天都很擔心「該不會我有一天也會罹患青光眼……」。

我曾去不同的診所求診，但醫師**只會開眼藥水給我**，最後我只好自暴自棄地告訴自己「看來只能動刀治療」，也不再點眼藥水。

那時，我剛好有機會一個月接受一次清水六觀醫師的治療。結果就在某天治療結束後，突然有種「**我的視力該不會比年輕的時候更清楚吧**？」的感覺，原來當時我眼前的景色早已變得又亮又開闊。

仔細回想之後我才發現，自從開始接受眼壓重設治療，**青光眼的症狀就不再惡化**！

從那之後，我便常常在家裡進行「額骨放鬆」按摩（52頁），視力也進一步得到改善，**思緒因此變得清朗，心情也更好**，如果您也有視力方面的問題，請務必試試看這套按摩術。

岡林すみ子小姐（75歲女性）

「眼壓居然下降了！」讓醫師也驚訝不已的體驗

「好奇怪，文字的顏色怎麼變淡了……」

某天我在讀報紙的時候，突然有上述這種感覺，所以我便立刻趕到醫院求診，沒想到換來的是醫師殘酷地宣布：「**妳的問題是青光眼，沒辦法根治**」。

其實早在很久以前，我就因為「視力變差」這件事而討厭到醫院治療眼睛，沒想到這次居然雪上加霜，這讓我不禁開始怨天尤人。

就在那時候，我偶然在雜誌讀到清水六觀醫師的故事，便立刻預約了他的沙龍，體驗「眼壓重設」按摩術。由於一開始不太習慣，所以覺得有點痛，但**效果卻讓人十分驚豔**。視力變得非常清楚之外，照鏡子的時候，也能發現「**瞳孔變大，視力變好**」。原本我的散光很嚴重，沒想到這套按摩術居然順便幫我解決了這個問題，我也因此覺得每天都很開心。

去了醫院之後，**醫師也驚訝地問我**：「**岡林小姐，妳的眼壓下降了耶**，難不成最近做了什麼治療嗎？」從這件事之後，我切身感受到在這個人生長達一百年的時代裡，「眼睛健康」比什麼都重要這回事。希望能有更多人認識「眼壓重設」按摩術。

目錄

前言……4
演員・熊谷真實的推薦……12
陸續獲得體驗者開心的回饋！……16

第1章
讓眼壓恢復正常，眼睛的不適症狀將一掃而空

話說回來，眼壓到底是什麼？……26
我們的眼睛充滿了透明的血液……31
「眼壓重設」按摩術可改善視線模糊或視力下滑的問題，也能預防可怕的青光眼找上門！……35
效果好到令醫師大吃一驚的「眼壓重設」按摩術……37
日本是舉世聞名的「近視大國」放鬆緊繃的睫狀體，讓視力得以恢復！……41
古希臘也覺得青光眼很「棘手」為什麼青光眼這麼難對付呢？……43
「掌心自我保養術」的三大優點為隨時、安心、舒服……47

準備按摩 1
顳骨放鬆術
讓大腦充滿α波，營造極致幸福感的放鬆時光 …… 50
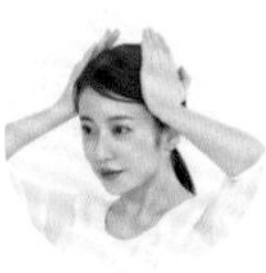

準備按摩 2
額骨放鬆術
消除眼袋，恢復視力！ …… 52
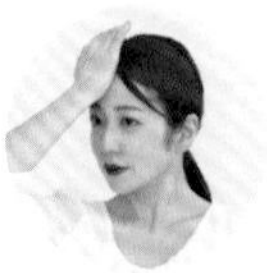

準備按摩 3
頭骨放鬆術
輕揉頭皮，讓原本緊繃的頭皮放鬆！ …… 54
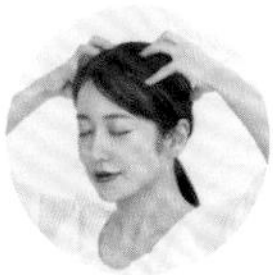

第2章 利用「眼壓重設」按摩術讓頭舒服與放鬆！

被稱為「眼睛容器」的頭骨並不是一體成型的！ …… 58

「眼袋」與「視力衰退」都與頭骨的緊繃有關！……62

「掌心」是最棒的療癒工具……66

記住這三招就完美！讓眼睛如獲新生的按摩術……68

基本按摩術 1
放鬆顴骨
擁有令人嚮往的小臉，消除惱人的法令紋！……72

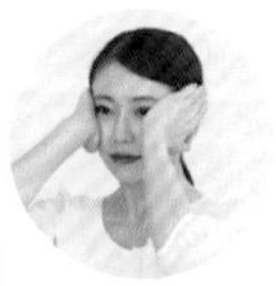

基本按摩術 2
放鬆眼窩
除了變漂亮，還能降低罹患青光眼與近視的風險！……74

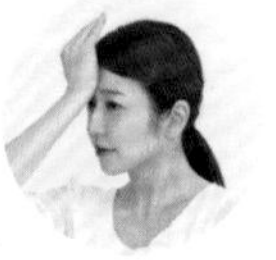

基本按摩術 3
放鬆鼻骨
讓瞳孔變大，視力恢復、鼻子變挺！……76

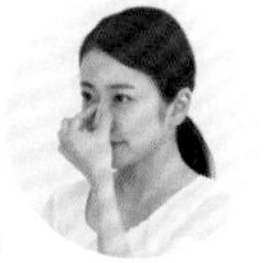

可提升效果的「心理建設」避免效果打折扣的「注意事項」……78

不管是在浴室還是寢室，隨時隨地都能自我保養……82

第3章

直接改善視力的⑩個好習慣

讓難以違抗的本能成為助力，就能輕鬆地改善乾眼症或視力模糊這些症狀……86

好習慣1 讓眼睛與文字保持距離……88
造成近視的凶手不是「遺傳」，而是「姿勢不良」

好習慣2 進行「1分鐘小睡」……90
世界一流企業也採行讓眼睛與大腦「自行休息的方法」

好習慣3 透過「氣」讓眼睛保暖……92
利用體內最強的能量泉源改善眼睛疲勞

好習慣4 主動眨眼睛……94
輕輕鬆鬆擊退「乾眼症」！挑戰現在就能立刻做的自我訓練

好習慣 5 眼睛看遠看近訓練 ……… 96
一如我們會利用深蹲鍛練腰腿，記得也要鍛練眼睛的肌肉

好習慣 6 利用「平光眼鏡」讓眼睛遠離灰塵 ……… 98
60幾歲也沒有老花眼的問題！好好保養眼睛，眼睛也會讓你看清一切

好習慣 7 讓電腦螢幕高於眼睛 ……… 100
一直低頭工作會讓脖子承受數倍壓力！

好習慣 8 適度地曬太陽 ……… 102
能有效遏止近視惡化的太陽光總算被發現了！

好習慣 9 跳繩或其他的輕度運動能促進眼睛的血液循環 ……… 104
讓新鮮的氧氣快速輸送到血液循環不好的眼睛周遭

好習慣 10 不要太沉迷於重量訓練，否則連五官都會改變 ……… 106
太努力鍛練身體，五官會變凶，眼睛也會跟著變糟？

第4章 「維持有益視力的姿勢」的⑩個好習慣

頭骨的優劣居然是由骨盆的「連結強度」決定！……110

好習慣 1 保持正確的站姿……112
↓ 縮緊臀部，就能自動調整骨盆的位置

好習慣 2 正確的步行姿勢……114
↓ 內八、碎步不美觀！節奏略快的「跨大步走」最為理想

好習慣 3 正確的睡姿……116
↓ 沒有哺乳類是仰睡的！側睡才是最自然的睡姿

好習慣 4 正確的坐姿……118
↓ 利用「大腿靠攏」的姿勢讓「骨盆內縮」藉此調整坐骨的位置與保養眼睛

好習慣 5 利用坐骨坐墊調整腰部的位置 ↓ 利用家裡就有的毛巾與座墊調整薦髂關節 …… 120
好習慣 6 與智慧型手機好好相處 ↓ 只在需要的時候使用手機可有效減少接觸手機的次數 …… 122
好習慣 7 現在正是重新重視頭巾的時候 ↓ 只要幾百元就能買到專注力與眼睛的健康 …… 124
好習慣 8 善用市售的頭皮按摩商品 ↓ 在看電視或做家事的時候，讓頭骨放鬆 …… 126
好習慣 9 O型腿最好早點治療 ↓ 只要有雙海灘拖鞋，就能得到一雙美腿 …… 128
好習慣 10 盡可能養成視線朝上的習慣 ↓ 想像美好的未來自然就能做出「有助視力恢復的姿勢」 …… 130
結語 …… 132

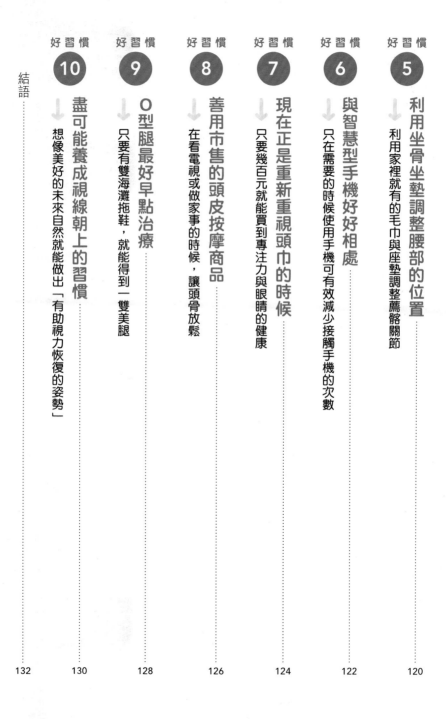

第 1 章

讓眼壓恢復正常，眼睛的不適症狀將一掃而空

話說回來，眼壓到底是什麼？

在接受健康檢查的時候，通常會包含眼睛健康檢查這個項目。

此時一戴上檢查眼睛的機器，眼睛會被風「咻」的一聲吹中，讓人大吃一驚。應該有不少人都有過類似的經驗才對。

不過令人意外的是，大部分的人都不知道這個檢查的用意為何。

其實這項檢查是利用「咻」的一陣風，來檢查**「眼壓」**。

眼壓檢查也被列為健康檢查的基本項目之一。

「眼壓？那是什麼？」

我好像聽到某處傳來這個問題，所以就讓我從基本開始解說吧。

這也是因為「眼壓」是本書最重要的主題。

簡單來說，**眼壓就是「眼球之中的壓力」**。

請大家先閉上眼睛，輕輕地觸摸自己的眼球。

摸起來是不是很像氣球的彈性？

若問為什麼會有這種彈性，倒不如說，若沒有這種彈性，眼球就會變得扁扁的，物體在眼睛的成像也會變得扭曲。

眼球是塞滿各種組織的球狀體。

眼球與外界的分界為「角膜」。

占據眼球大部分空眼的是「玻璃體」。

功能像是鏡片的是「水晶體」。

想必大家都聽過這些組織的名稱，也因為這些組織位於正確位置，我們才能一如往常地「正確觀察物體」。不過，當眼球失去眼壓，變得像消風的氣球般

眼球與眼壓的構造

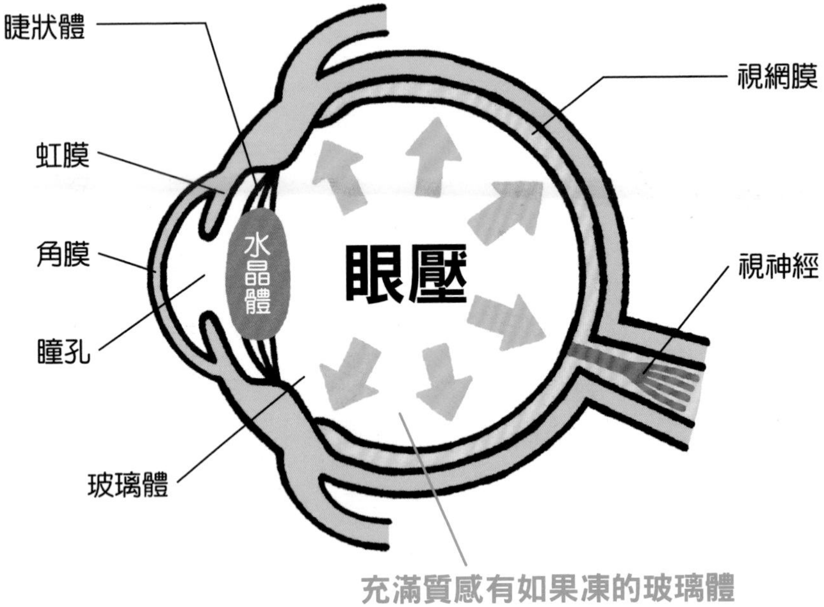

睫狀體
虹膜
角膜
瞳孔
玻璃體
水晶體
眼壓
視網膜
視神經
充滿質感有如果凍的玻璃體

毫無彈性，進入眼球的光線就無法正確成像。

當眼壓不正常，眼睛就會出現各種症狀與毛病。比方說，大家是否有過下列這些症狀？

☐ 覺得視線比之前還模糊

☐ 覺得眼睛深處很痛（頭痛）

☐ 常撞到人或東西，或是常不小心絆到東西

☐ 眼睛很容易充血

其實這些症狀都是青光眼或是其他眼睛嚴重疾病的前兆。大家是否不太在意視線模糊或眼睛微微充血的症狀呢？

話說回來，只要讓眼壓恢復正常，**眼睛的所有症狀都能得到緩解**。

讓眼壓恢復正常有助於**提升視力**與**預防青光眼**，還能有效紓緩**乾眼症**、**老花眼**、**近視眼**這些症狀，這部分都會在後續進一步說明。我把這種自行治療的方式稱為**「眼壓重設按摩術」**，凡是來過診所的病患都會學到這項按摩術。

女演員**熊谷真實小姐**來診所的時候，因為視力而有著不為人知的自卑。但在接受治療，以及在濱松市的家裡持續進行「眼壓重設按摩術」兩週之後，**右眼的視力提升了0．4，左眼則提升了0．3**。除了我之外，她自己也是又驚又喜。

其實就連將近70歲的我，也因為這項眼壓重設按摩術而不需要戴任何隱形眼鏡或是有度數的眼鏡。

自從我開始研究「眼壓重設按摩術」，乾眼症或是近視這類症狀再也沒有找上門。

雖然還是有一點老花眼的症狀，但還是能夠勝任工作，日常生活裡也沒有任何不便。

但願遠在天邊的您也能親身體驗這項按摩術帶來的神奇效果。

我們的眼睛充滿了透明的血液

我們的眼睛充滿了透明的血液

「眼睛很疲勞，充血的情況很嚴重」

「眼睛充滿血絲」

這些日常使用的說法都是在說眼睛的血液有多麼「鮮紅」。

血液當然是紅色的，但大家可知道，眼睛內部也有**「透明血液」**嗎？

這種充滿眼球內部的透明血液是稱為**「房水」**的液體。

首先要提的是「房水」，「房水」是由眼球內部組織之一的睫狀體製造。

產生之後便在眼球內部循環，最後則經由許萊姆氏管排至眼睛之外。

為什麼需要產生房水呢？

因為角膜與水晶體沒有血管。

血管是血液將氧氣或營養送至身體每個角落的通道，但眼球內部的部分組織沒有血管，所以由**「房水」負責運送氧氣與營養**，這也是房水被稱為「透明血液」的原因。順帶一提，「眼淚」與房水是兩種不一樣的東西。

眼睛若是健康，房水會在眼睛內部流暢地循環，眼壓也得以保持正常。那麼當眼睛內部的房水增加，或是排出量減少時，又會發生什麼事呢？

答案就是**眼壓飆升**。

大家可以把**眼壓過高的眼睛想像成「撐得快破的氣球」**。當眼壓過高，房水就會過剩，視神經會因此被壓迫，也容易出現疼痛或其他與眼睛有關的毛病。

大家可參考34頁的圖，了解相關的情況。
此外，視神經若是受損，視力有可能跟著下滑。

房水與眼壓上升的相關性

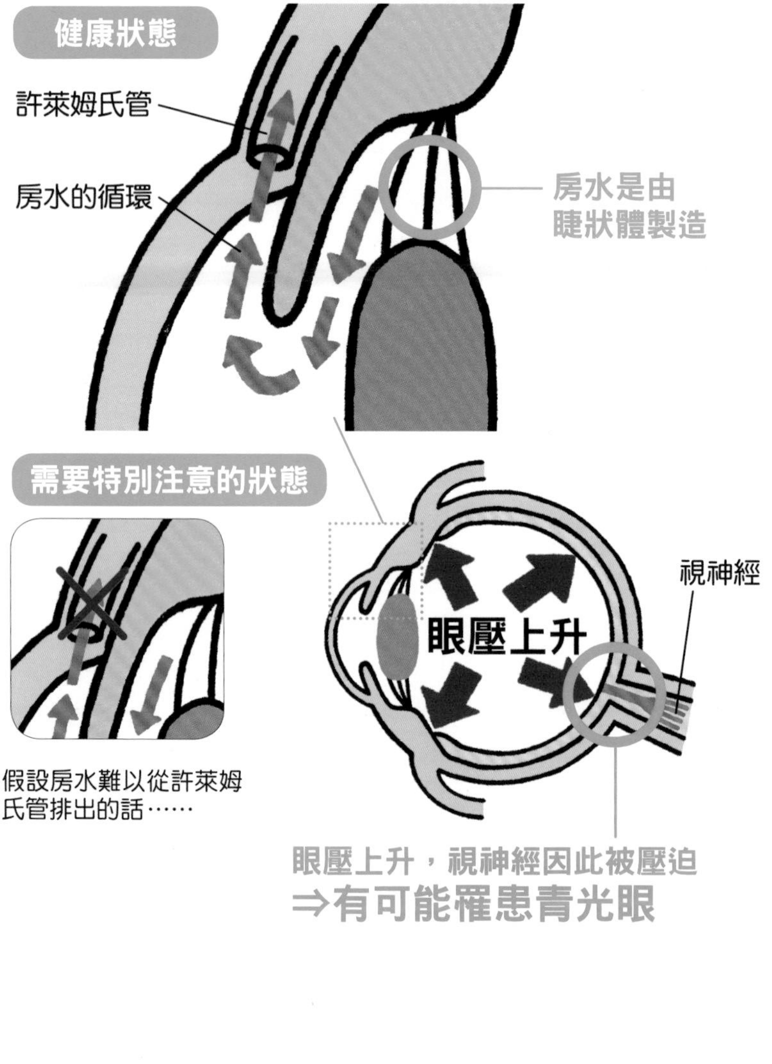
健康狀態
許萊姆氏管
房水的循環
房水是由
睫狀體製造
需要特別注意的狀態
假設房水難以從許萊姆
氏管排出的話……
視神經
眼壓上升
眼壓上升，視神經因此被壓迫
⇒有可能罹患青光眼

「眼壓重設」按摩術可改善視線模糊或視力下滑的問題，也能預防可怕的青光眼找上門！

接著讓我們進入主題吧。

這裡要探討的是，年齡愈來愈大，「眼壓跟著上升（變高）」的情況愈來愈常見。

眼壓上升會導致眼球內部的血液循環變差，眼球內部的視神經也會被壓迫，**罹患青光眼的風險隨之增高**。這可不是危言聳聽。

「我應該還不用擔心青光眼吧？」

或許有些人會心存僥倖。

但一如「前言」所述，青光眼除了好發於四十歲以上的族群，最近也有**三十**

幾歲就罹患青光眼的報告，只是案例還不算多而已。

更何況愈來愈多人因為前述的眼壓增高，而覺得眼睛出現一些不適症狀。「最近視力很模糊，應該是眼睛太累。只要好好睡一覺，就會恢復了吧。」許多人都這樣安慰自己與忽視眼睛的問題。

來診所求診的患者有當紅的模特兒、演員、知名的作家，或是已經來診所幾十年的鄰居，患者的族群可說是不分男女老幼，非常廣泛。

不過我也發現，愈是「工作、家事很忙的人」或是「每天忙得不可開交的人」，愈是會延後治療，哪怕覺得眼睛已經很不舒服：

當我替這類患者施行第1章與第2章介紹的**「眼壓重設按摩術」**，他們通常都會異口同聲地大喊「咦！這是怎麼回事」、「視力比剛剛更清楚了」。

效果好到令醫師大吃一驚的「眼壓重設」按摩術

在我的患者之中，有位75歲的岡林壽美子小姐（假名）。

某天，她一如往常地看著傳單，卻覺得自己看不清楚傳單上面的字。她的散光本來就有點嚴重，所以當她覺得自己看不清楚東西之後，就立刻前往醫院求診，沒想到被診斷為青光眼。

當她聽到醫師說「青光眼治不好」的時候，真的大受打擊，每天都鬱鬱寡歡。

就在那個時候，岡林小姐從雜誌上得知我的診所，便不惜路途遙遠，來到我的診所求診。

我一邊為她按摩，一邊教她一些「保養眼睛」的祕訣，以及「眼壓重設」按摩術的概要。

當她在家裡替眼睛按摩了一陣子之後，她興奮地告訴我：

「醫師！我的視力變得比以前更好，心情也變得更開朗了！」

「之前每次照鏡子的時候，都很討厭看起來下垂的眼睛，但我最近發現，我的眼睛變大，視力也變好，我也變得很愛照鏡子。」

更讓我開心的是，她還告訴我：

「做完眼壓檢查後，數值從17毫米Hg下降至16，連醫生看了數據都覺得難以置信。」

其實醫界也認為，**「眼壓下降1毫米Hg，青光眼惡化的機率就降低百分之十」**，可見眼壓下降1毫米Hg是件多麼令人開心的事情。

順帶一提，Hg是「汞柱」的單位，所以1毫米Hg可說成「1毫米汞柱」或是「1毫米水銀汞柱」。汞柱同樣也是測量「血壓」的單位。

雖然青光眼還有很多待解之謎，但目前唯一確定的是，**「讓眼壓下降」**的確可以改善青光眼，這點也已得到科學的佐證。

換言之，就是讓眼壓下降至正常值附近的意思。

顧名思義，本書介紹的「眼壓重設」按摩術就是讓**「眼壓恢復正常」**的自我保養，這套按摩術也曾讓煩惱眼睛症狀的岡林小姐為之驚豔。

現在她那位四十幾歲的兒子也來診所接受治療，親身感受到這套按摩術的效果。他的斜視有可能是因為年紀變大而惡化，所以現在配戴的眼鏡也變得不太夠用。

不過自從他試著練習「眼壓重設」按摩術，就能像以前一樣戴眼鏡，視力也變得更加清楚。

如果您覺得「自己還不用太關心眼睛的問題」，也可以當作學到賺到，試著練習看看這套按摩術。

當視力因為眼睛疲勞而變得模糊，或是覺得眼睛很乾，不管症狀是輕是重，「眼壓重設」按摩術都能發揮效果。

要知道，利用**「掌心」**施行的按摩可是**很舒服**的喲。

不管是在工作，還是正在泡澡，只要你覺得「眼睛有點累」，**當下就能立刻替自己按摩一下**，這就是我如此推薦這套簡單自我保養的原因。

日本是舉世聞名的「近視大國」
放鬆緊繃的睫狀體，讓視力得以恢復！

為了讓大家多了解這套按摩術，在此要進一步說明於第1、2章介紹改善視力的方法時介紹的**「近視」**與**「青光眼」**。

如果想早點知道按摩方式，不想讀這些專業知識的話，可直接跳至50頁。

此外，若想知道改善**「乾眼症」**或**「眼睛引起的頭痛」**、**「老花眼」**這類症狀的方案，可以翻至參考「眼壓重設」新習慣的第3、4章，該章節有非常詳盡的說明。

那麼先讓我們一起了解「近視」是怎麼一回事吧。

以四十幾歲的「近視人口」而言，日本據說是中國的2倍，是澳洲的3倍。

近視人口較多的國家意味著，眼睛的症狀也比其他國家來得多，但大家似乎已經認定「近視是必然會發生的事情」，早已對這件事情自暴自棄。

其實根本不用放棄，因為**「眼壓重設」按摩術可改善眼睛的症狀**。

比方說，當我們做一些需要一直盯著近物的工作時，眼睛的焦點就會固定在同一位置。

此時稱為「睫狀體」的眼球內部肌肉與眼球附近的肌肉都會跟著緊繃。

假設這些肌肉一直緊繃，眼球就會受到壓迫。

所謂的近視就是眼球的上下左右被壓扁，形成類似橢欖球的橢圓形。

所以才要讓睫狀體與眼睛附近的肌肉放鬆。

「眼壓重設」按摩術會一邊紓開臉部的皮膚，一邊按摩臉部深處的眼窩與筋膜，讓眼睛周圍的肌肉群得以放鬆，同時促進血液循環以及穩定自律神經。

如此一來，眼球就能放鬆，回到近似球形的原狀。

這麼一來，眼球便能更自由地對焦，視力當然會恢復。

我的診所隨時都貼著測量視力的藍道爾環視力表。

我常會利用這張視力表請患者測試治療前後的視力，在10個人之中，大概會有7～8個人的**視力恢復0．2以上**。

而且大部分的患者都會說：

「整個世界變得好明亮！」

為什麼接受治療之後，會看到更明亮、鮮豔的世界呢？

目前還不知道這是基於何種機制，但唯一肯定的是，視力恢復之後，大部分的人都能找回**樂觀、開朗的自己，心滿意足地回家**。

古希臘也覺得青光眼很「棘手」為什麼青光眼這麼難對付呢？

接著要介紹的是青光眼。

其實青光眼是從**古希臘時代就已經被發現的疾病**，連希波克拉底所著的《希波克拉底全集》都曾提及青光眼。

——視力受損的瞳孔會自然而然變成暗藍色，一旦罹患此症狀，將會加速變成暗藍色，而且無法治療。

當瞳孔變成深藍色，久而久之，另一邊的瞳孔也會逐漸變成深藍色，視力也會受損。

〔出處：希波克拉底全集〕

古代日本將青光眼稱為「青底翳」。

不知道大家是否從長輩口中聽過「因為青底翳失明」這種說法？

關於青光眼的病因目前仍眾說紛云，但一般認為**「視神經因為眼壓上升而受損」**是主因之一。

常言道**「眼睛是外露的大腦」**，其實真的是這樣子，因為眼睛與大腦是透過「視神經」緊密連結的。

所以一如前節所述，眼球內部的血液循環會因眼壓上升而變差，細胞也會變得衰弱，所以眼壓上升可說是百害而無一利。

話說回來，到底為什麼最後會因青光眼失明呢？

理由之一就是青光眼的「自覺症狀很不明顯」。

青光眼的主要症狀為「視神經受損，導致光線進入眼睛之後，相關的資訊無法順利傳遞至大腦，視野也慢慢出現缺損」，但兩眼不一定會同時出現這個症狀。

換言之，在早期出現症狀的時候，就算視野有部分缺損，另一隻眼睛也會幫忙彌補，所以大部分的人都**「很難察覺視野出現缺損」**或是**「很難察覺青光眼的症狀」**。

一般認為，一旦罹患青光眼，視力就無法恢復。

為了讓大家親身體驗這個症狀，我在上一頁植入了一個小機關，不知道大家是否注意到了呢？

其實44～45頁的字級比其他頁的字級小了一點。

有讀者察覺這個小心機嗎？

老實說，就算是我，大概也很難發現，而且要比較很多次，才會覺得「好像是這樣」。

若問為什麼要植入這個小機關，簡單來說就是想告訴大家，我們的眼睛沒有想像中的敏銳，有些事是難以察覺的。

「掌心自我保養術」的三大優點為隨時、安心、舒服

接下來總算要帶著大家「眼壓重設」了。

會用到的工具只有「掌心」而已。

完全不需藥物，也不需要什麼昂貴的器材。

重點在於**隨時**都可以自我保養。

此外，為了讓每個人都能**安心**地自我保養，整個按摩過程都已經過多次改良，只需要利用「掌心」輕輕按摩，就能讓自己覺得很**「舒服」**。

就算是很害怕按摩眼睛周遭的人，應該也能安心地使用這套按摩術，因為是自己替自己按摩。

大家在替自己按摩眼睛時，請務必小心，而且不要太躁進，以免不小心摸到眼睛，讓眼睛受傷。

順帶一提，眼壓的**「天敵是壓力」**。

利用「掌心」能隨時、安心而舒適地按摩頭部，還能消除壓力，一舉兩得。

本書介紹的按摩術共有6種。

主要會如下分成第1章與第2章介紹。

第1章→**【準備按摩】**3種

第2章→**【基本按摩】**3種

話不多說，讓我們立刻試試從50頁開始介紹的3種**【準備按摩】**吧！

這6種按摩術的共通祕訣如下，請大家務必參考看看。

本書介紹的按摩術的共通祕訣

①不管是哪種按摩術，施行時間都以1分鐘為準。可連續施行1分鐘，也可以分成4次，每次15秒。

②可以站著或坐著施行。

③力道不用太強，只需要有「持續按壓」的感覺即可。不覺得疼痛才能持續按摩下去。

④建議在泡澡的時候進行。全身的血液循環會在泡澡的時候變好，所以按摩的效果也會更明顯。

準備按摩 1

顳骨放鬆術

讓大腦充滿α波，營造極致幸福感的放鬆時光

① 讓掌心貼在兩側顳骨

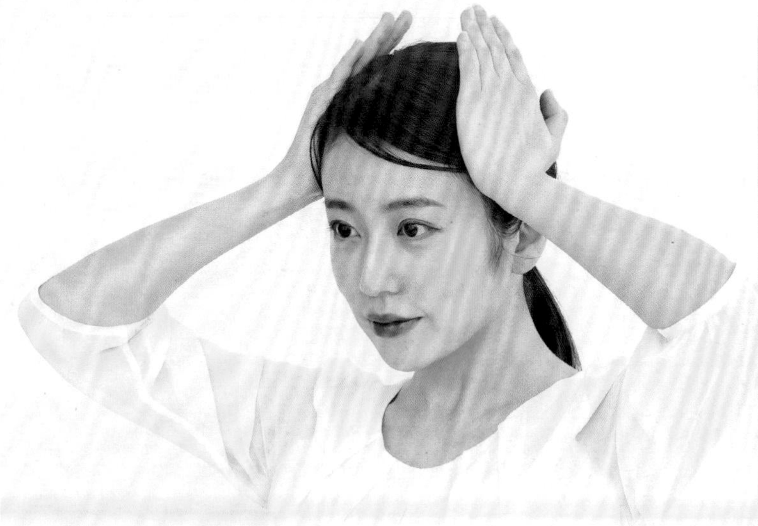

讓雙手掌心輕輕貼在顳骨（太陽穴的斜上方處）。

POINT

①與③的位置在這裡

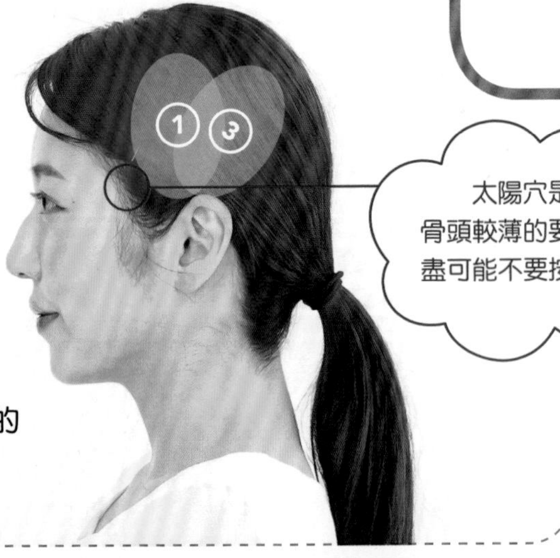

太陽穴是骨頭較薄的要害，盡可能不要按壓。

掌心的位置以標記顏色的部位為基準。

② 往上推升顳骨

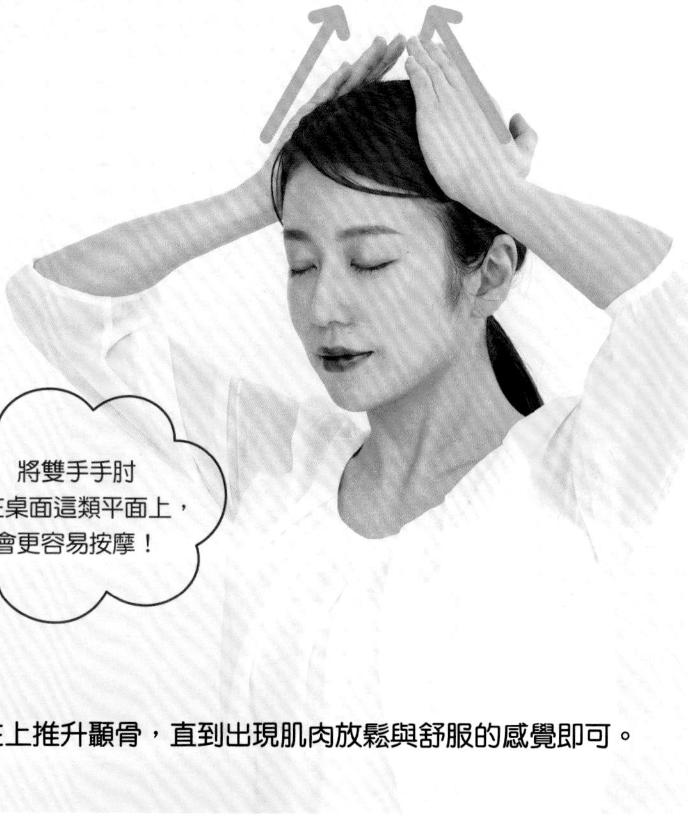

將雙手手肘
放在桌面這類平面上，
會更容易按摩！

慢慢往上推升顳骨，直到出現肌肉放鬆與舒服的感覺即可。

③ 讓掌心轉向頭部斜後方，再次往上推升顳骨

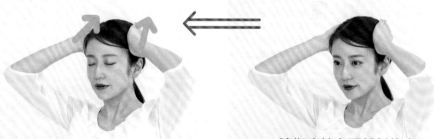

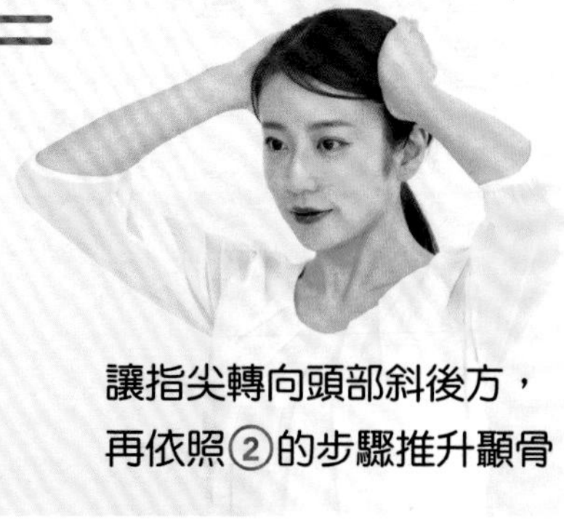

讓指尖轉向頭部斜後方，
再依照②的步驟推升顳骨。

準備按摩 2

額骨放鬆術

消除眼袋，恢復視力！

① 讓掌心貼在額頭

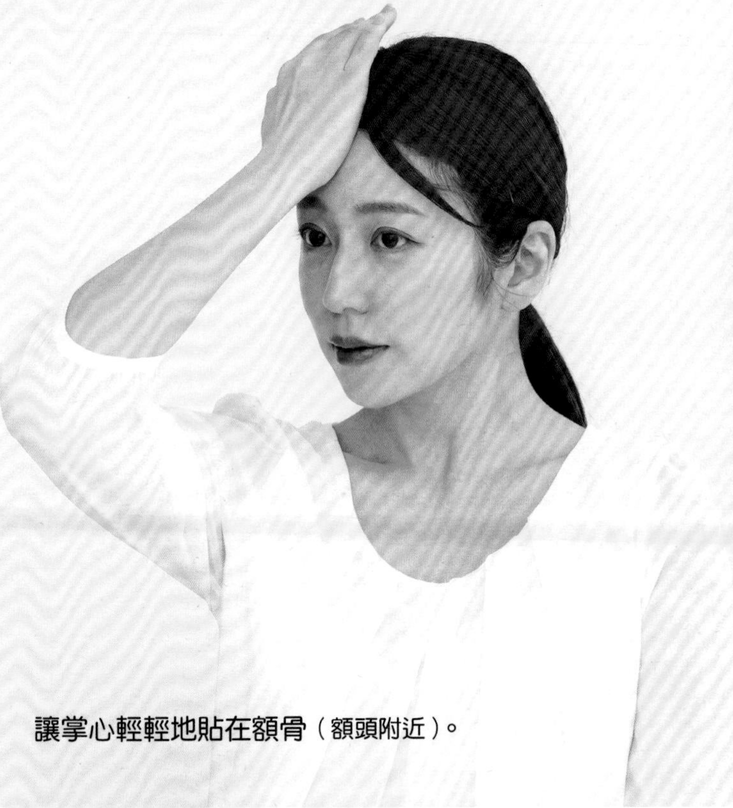

讓掌心輕輕地貼在額骨（額頭附近）。

POINT

掌心的位置在這裡！

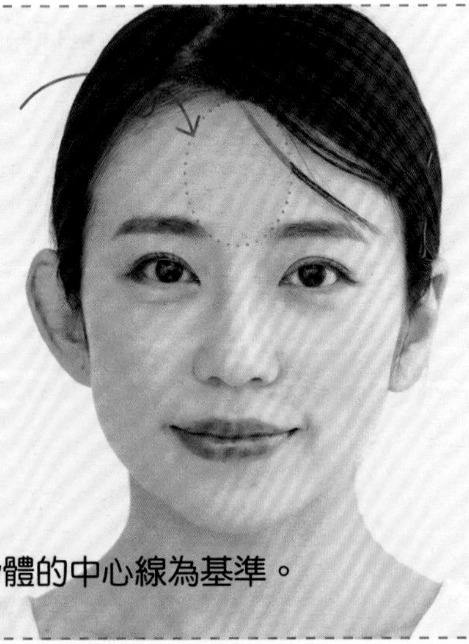

掌心的位置以身體的中心線為基準。

② 利用雙手往上推升額骨

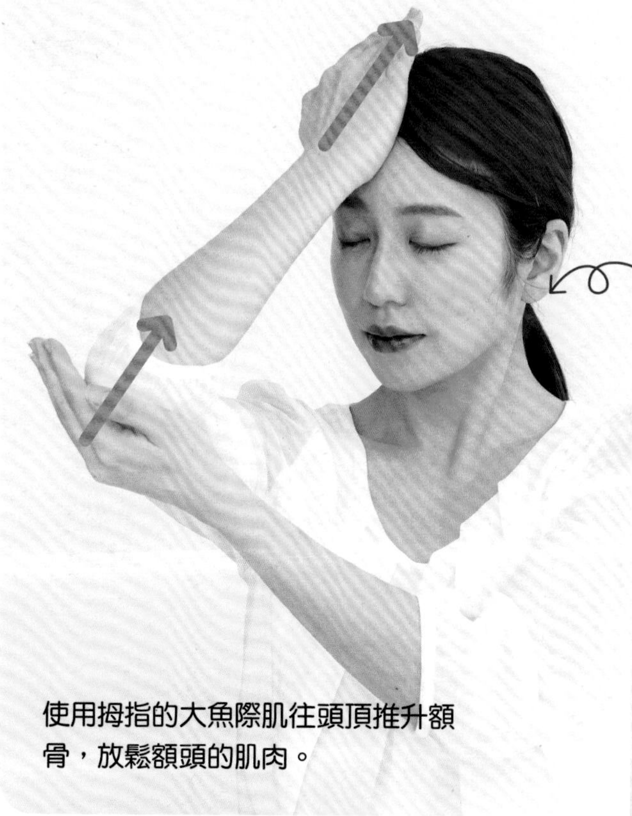
若能將手肘
放在桌面上，
就能更省力地
推升額骨。

使用拇指的大魚際肌往頭頂推升額骨，放鬆額頭的肌肉。

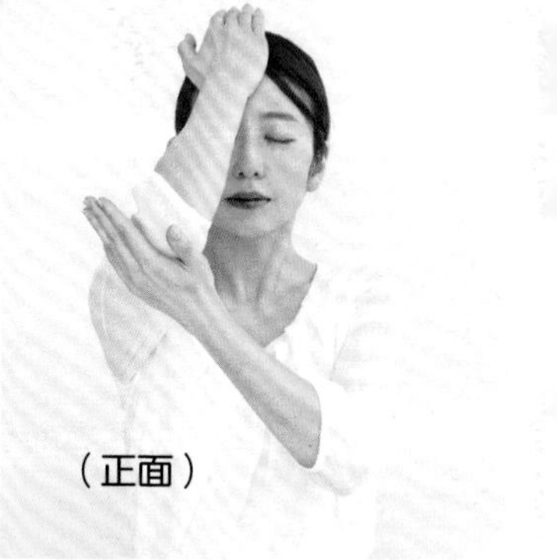

（正面）

方便好用的衛生紙

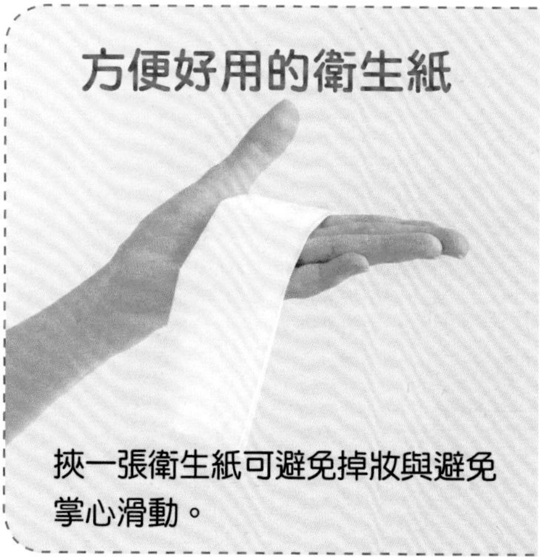

挾一張衛生紙可避免掉妝與避免掌心滑動。

使用大魚際肌

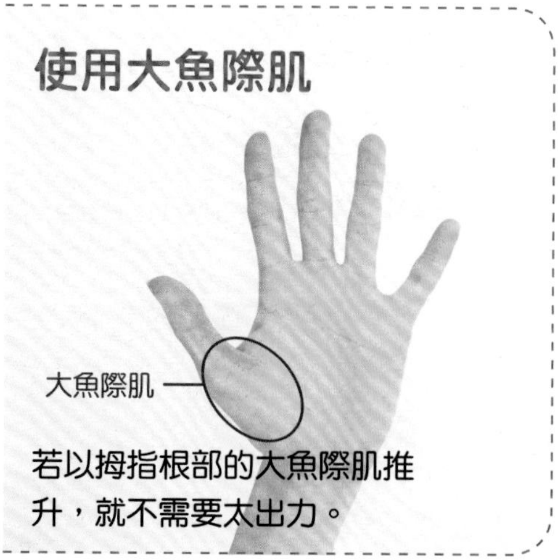

若以拇指根部的大魚際肌推升，就不需要太出力。

準備按摩 3

頭骨放鬆術

輕揉頭皮，讓原本緊繃的頭皮放鬆！

① 透過掌心感受頭皮緊繃之處

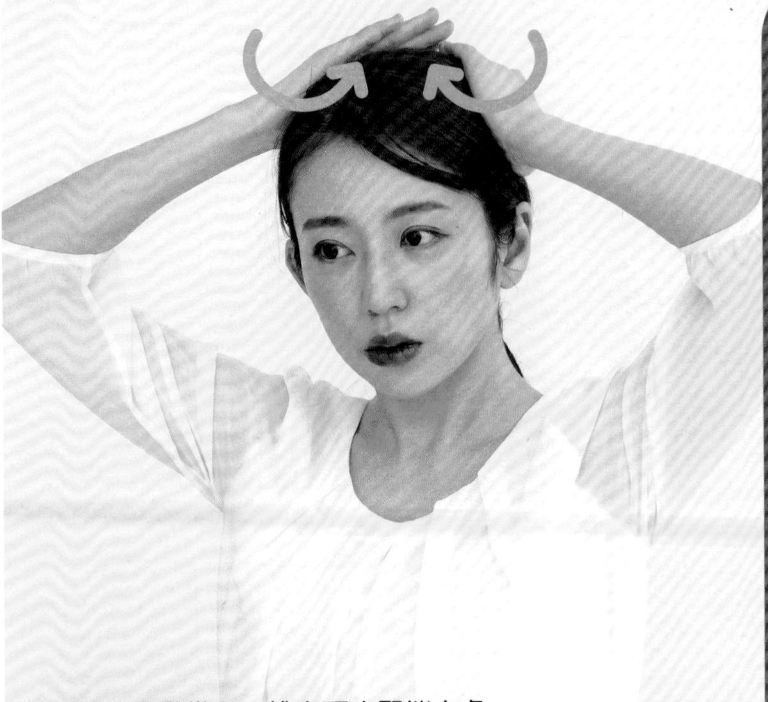

緩慢地滑動掌心，找出頭皮緊繃之處。

POINT

使用「指腹」

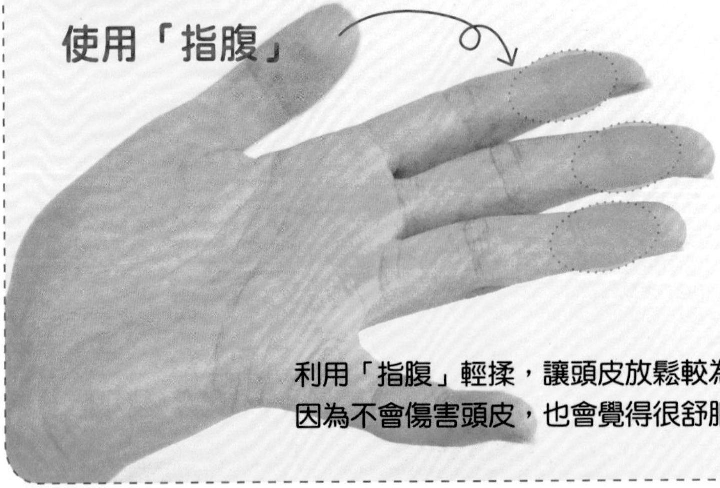

利用「指腹」輕揉，讓頭皮放鬆較為理想，因為不會傷害頭皮，也會覺得很舒服。

② 讓指腹貼在頭皮緊繃的位置，再往周圍輕輕揉開

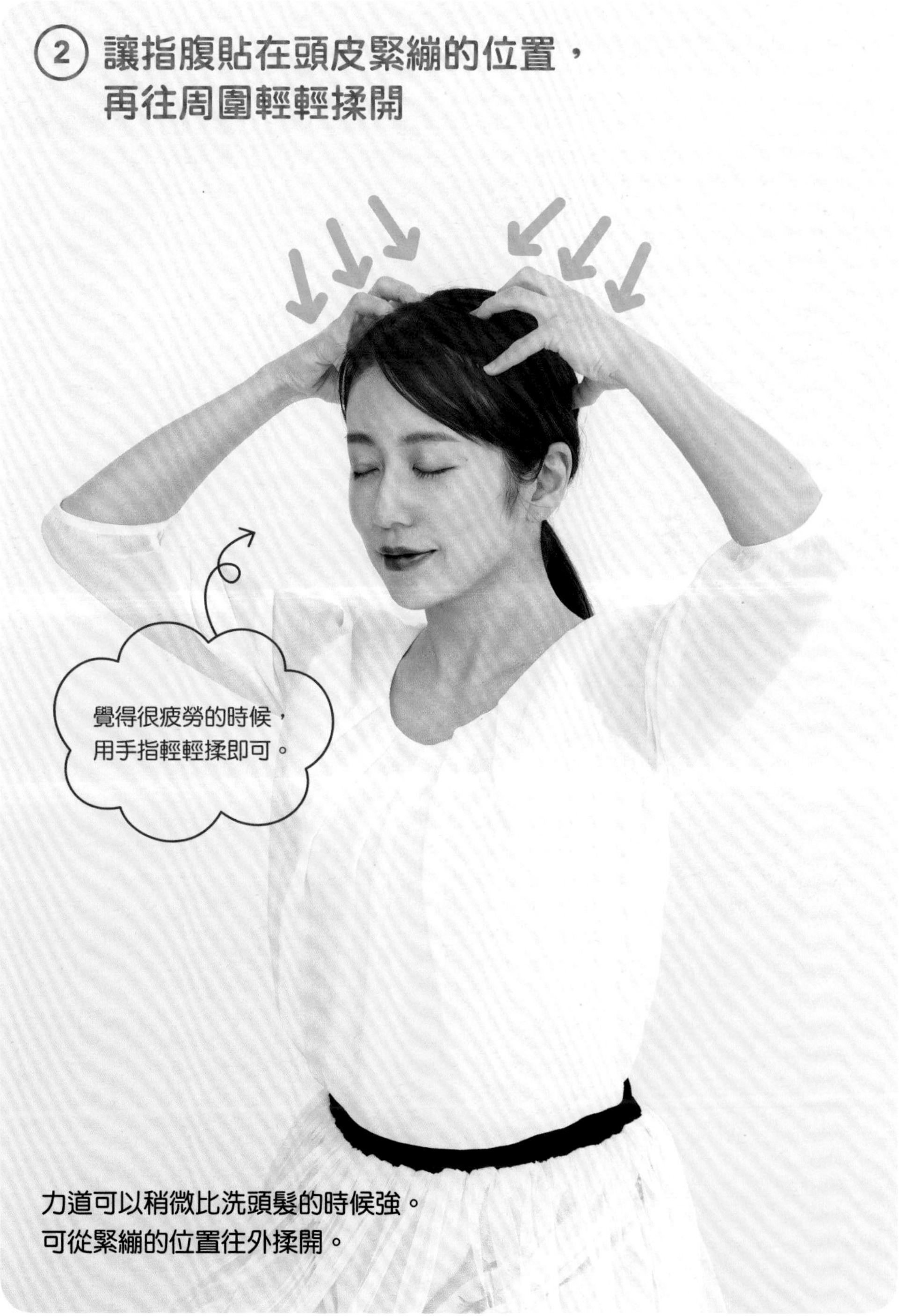

力道可以稍微比洗頭髮的時候強。
可從緊繃的位置往外揉開。

大家覺得如何呢？

是不是親身感受到頭部按摩有多舒服了呢？

不管是哪種按摩，都沒有「時間短，效果不佳」或「時間長，效果明顯」的問題。

重點在於養成一天按一分鐘的習慣，而且要讓這個習慣持續數個月甚至數年之久。

第2章將為大家說明按摩頭部會這麼舒服的理由，也要介紹剩下的3種按摩術。

關鍵字就是**「頭骨」**。

第 2 章

利用「眼壓重設」按摩術讓頭舒服與放鬆！

被稱為「眼睛容器」的頭骨並不是一體成型的！

想必大家已經親身感受到前一章的「眼壓重設」按摩術有多麼舒服了。但要問的是，為什麼光是用手掌按摩頭部就會那麼舒服呢？

其實前一章的按摩術的目的在於**消除「頭骨」的緊繃**。

一如身體的肌肉會緊繃，包住頭骨的肌肉也一樣會緊繃。

所以當頭骨被拉緊，**頭就會隱隱作痛**。

所以請大家記住，之所以會對頭骨施加壓，目的是為了讓頭骨放鬆。

「等一下！我從『頭骨緊繃』、『放鬆頭骨』這邊就開始聽不懂了，頭骨不是一塊骨頭嗎？」

我彷彿聽到這種回應。

大家都覺得頭骨的構造像一頂安全帽嗎？

其實**「頭骨」不是一塊骨頭而已喲**。

所謂的頭骨只是一個總稱，分別有頭部的8塊骨頭、臉部的14塊、耳朵內部的6塊，共計28塊骨頭組成，大家可以想像成板塊拼接的感覺。

大家不會覺得這麼多塊骨頭很不可思議嗎？

是不是覺得不用那麼麻煩，「一體成型」的頭骨也沒關係呢？

其實之所以要由這麼多塊骨頭組成，是為了「能靈活移動，保護大腦」。

頭骨的28塊骨頭全由**短短的韌帶連接**。

組成頭骨的主要骨頭

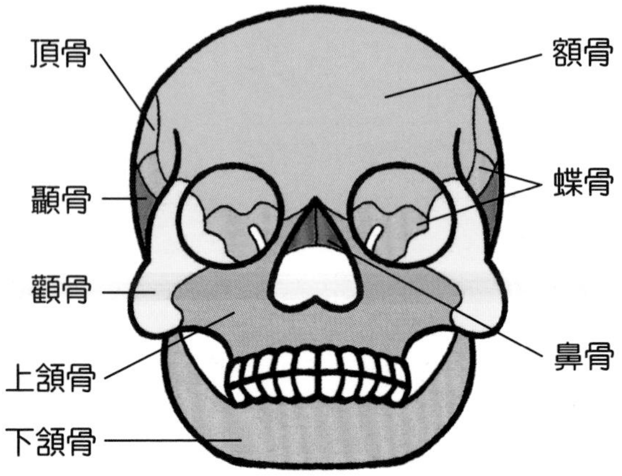

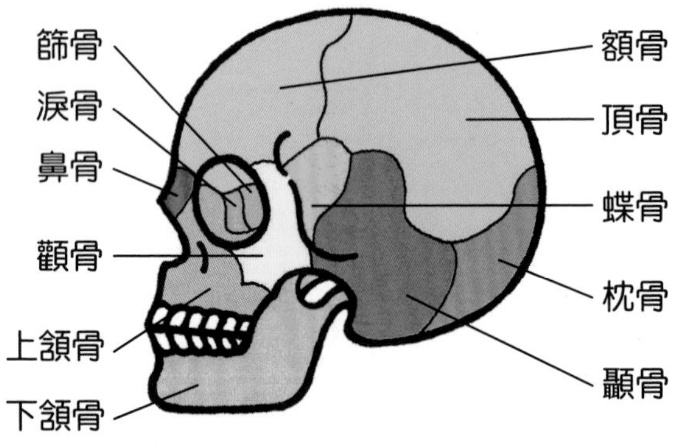

這些骨頭全憑短短的韌帶連接

這種連接方式稱為**「縫合」**，只有頭骨是用這種方式連接的。

縫合是非常優異的連接方式。

即使頭骨遭受重大撞擊，連接骨頭的**韌帶會像是汽車的避震器一般，幫忙緩衝撞擊力道**，保護大腦。

「頭骨居然會動！怎麼可能！」覺得不可思議的讀者可回想一下小寶寶的頭。

小寶寶為了通過母親那狹窄的產道，頭骨的連結不像大人這般緊密，**「枕骨」的部分**也比較向外延伸，整顆頭看起來有點尖尖的。

尖尖的枕骨會在小寶寶的成長過程中變得沒那麼尖，頭型也會因此變得圓圓的，此時組成頭骨的每塊骨頭也會更接緊密連結。

假設讓小寶寶在這段重要時期仰睡，而且還睡在比較硬的地方，枕骨就會因為壓力變成俗稱的「扁頭」。

人類最重要的器官就是大腦，而頭骨是大腦的容器，所以設計規格才與其他骨頭不一樣。

此外，**在所有接收外部訊息的器官之中，最重要的就是「眼睛」，而頭骨也是眼睛的容器**。

簡單來說，在所有骨頭之中，最重要的就是頭骨。

而且頭部有很多肌肉與神經叢聚，所以按摩頭部才會那麼舒服。

這就是「眼壓重設」按摩術的一大優點。比起按摩身體其他部位，按摩頭部最能讓我們放鬆。

「眼袋」與「視力衰退」都與頭骨的緊繃有關！

大家曾經覺得「**眼睛周圍的眼袋**很嚴重」嗎？

或是覺得自己的**臉看起來老老**的？

以一個骨骼矯正的專業人士而言，我發現眼袋或老臉的原因在於**「眼窩的凹陷形狀」**。

請把眼窩想像成頭骨用來裝「眼球」的袋子。

隨著年紀愈來愈長，有些人會從單眼皮變成雙眼皮，眼睛也更往內凹。

許多人都覺得這是因為皮膚失去彈性或肌肉老化所導致的，所以也就放棄治療了，但其實有不少情況是頭骨變得僵硬、緊繃，眼窩才會下陷。

當眼窩凹陷，血液循環就會變糟，眼睛下面就會出現淡淡的眼袋。

有不少人在年輕的時候習慣熬夜對吧？早上醒來的時候，會覺得全身疲勞與緊繃，頭骨當然也跟著變僵硬，眼窩因此凹陷，造成眼睛周遭的血液循環變差，「眼袋」也就跟著出現了。

眼窩是由7片骨頭組成的

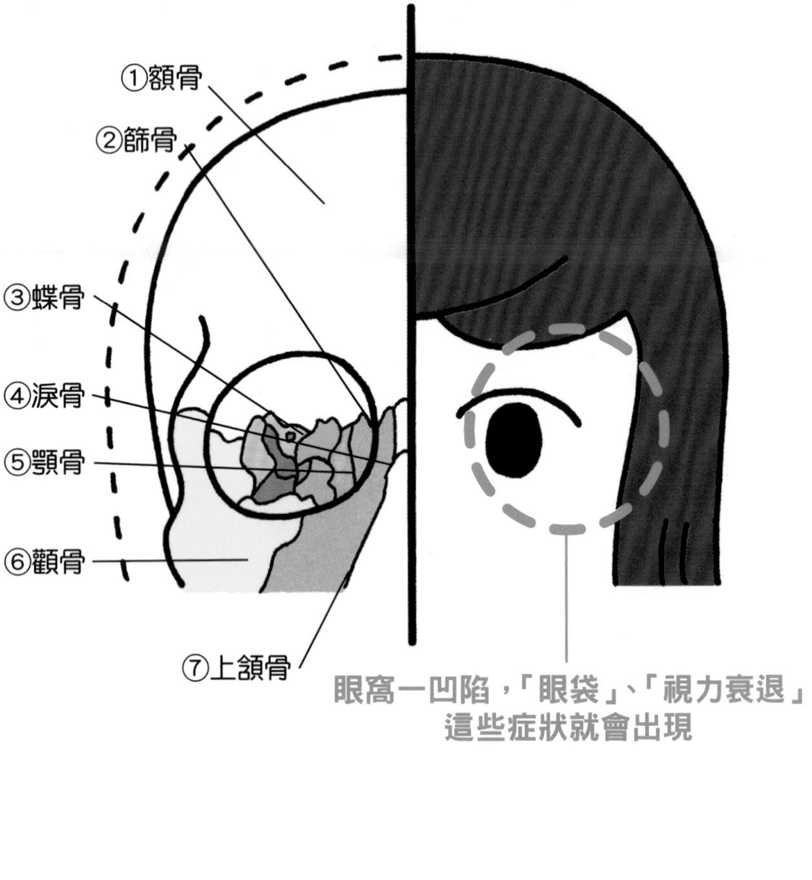

嚴格來說，「老臉」是由下列順序形成的。

① 頭骨周圍的肌肉或韌帶緊繃。

② 額骨下滑。

③ 鼻骨往左右兩側攤平（這時候鼻子會變得有點塌）。

④ 眼窩下陷。

⑤ 眼球也往內凹。出現眼袋，五官變得衰老。

大家不需要記住上述的細節，只要知道用來承載眼球的眼窩若是下陷，眼球就會被壓迫，「眼壓也很有可能會上升」。

後續發生的症狀則因人而異，但眼壓變高絕對是百害而無一利。

老臉與眼袋固然是外表上的問題，但隨之而來的是近視與視力模糊這類症狀。

當眼睛的袋子或肌肉變硬，就很容易出現眼睛疲勞或併發的頭痛。

想必大家已經知道避免頭骨緊繃的原因了。

其實「老臉」不只是女性的煩惱。

有些五官特別讓人感到信任，有些卻很難讓人放心，所以**將眼壓說成是營造好印象的關鍵也不為過**。

「掌心」是最棒的療癒工具

「眼壓重設」按摩術的優點在於使用了**「掌心」**這項工具。

有部分的按摩術是使用掌心，有些則是使用**「魚際肌」**，所以隨時都可以為自己按摩。

其實我們的掌心本來就會釋放某種「治癒之力」。

早期這種「治療之力」被解釋成「氣」、「磁氣」、「電力」，常於生活之中應用。

聖經與佛教經典都記載了許多基督或釋迦將手放在人體身上，為別人治病的場景，這似乎是每個人都能做得到的自我保養，不需要什麼特別能力，而證據之一，就是直到現在日文的「保養」都還說成「讓掌心輕輕貼著（手当て）」。

大家應該都有過頭痛或肚子痛的時候，別人將手放在你的患部，結果症狀莫名緩和的經驗吧？

接下來的話題雖然有一點跑題，不過瑞典的卡羅琳學院曾發表了下列的報告。

「人類用筆接觸白老鼠的時候，一開始白老鼠的身體不會分泌催產素，但是**過了5分鐘之後，就會開始分泌**，此時就算拿開筆，也會繼續分泌10分鐘。」

催產素又稱為「**幸福荷爾蒙**」，是讓生物感到幸福的物質。

很多人都知道「催產素」會透過皮膚的刺激而促進分泌，但大部分的人應該都不知道剛剛提到的實驗結果，不知道催產素會持續分泌多久。

換言之，我們在為自己按摩時，只需要「**持續五分鐘以上**」即可。

說也巧合，本書介紹的「眼壓重設」按摩術也以6分鐘為基準（6種×1分鐘）。如果有空檔的話，建議大家為自己按摩6分鐘。

記住這三招就完美！讓眼睛如獲新生的按摩術

只要按部就班執行接下來介紹的三招【基本按摩術】，就能讓眼窩拓寬與恢復原狀。這三招的目的分別如下。

・第一招

↓鬆開左右兩側的「顴骨」，拓寬**眼窩的下方**。

・第二招

↓按摩額頭附近的肌肉，讓**眼窩往上拓展**。

・第三招

↓將位於臉部前方的鼻骨往外拉，讓**眼窩往前拓展**。

換言之，這三招就是在可行的範圍內，讓眼窩往三個方向舒展的按摩術。依序執行這三招之後，眼窩周圍的筋膜或肌肉就會放鬆，負責調節焦點的睫狀體或眼球就能暫時放鬆，血液循環也會變得更好，而自律神經也會因為眼窩附近的肌肉放鬆而變得穩定。

假設能讓身心的狀態保持高檔，視力也會跟著改善，這意味著你將找回「**有史以來最好的視力**」，青光眼也很難找上門，也能順便預防頭痛以及各種相關症狀。

更棒的是，還能讓自己的**臉變小，變得更容光煥發**。

一如本書開頭所述，「眼壓重設」按摩術本來就是小臉的按摩，重設眼壓不過是這項按摩術的衍生效果，所以持之以恆就能讓自己的臉變小與變年輕。

許多人告訴我，眼窩拓展之後，**瞳孔似乎變得更大，更明亮了**。

有句話說「射人先射馬，擒賊先擒王」。

這項按摩術不會直接按壓眼球，而是先試著改善眼睛疲勞、不適的症狀，藉此恢復視力與降低罹患青光眼的風險，最後再讓「外表」變得更美麗。

這三招按摩術的共通祕訣與第1章49頁介紹的一樣。

就讓我們一起放鬆眼睛吧！

基本按摩術 1

放鬆顴骨

擁有令人嚮往的小臉，消除惱人的法令紋！

① 將掌心貼在顴骨

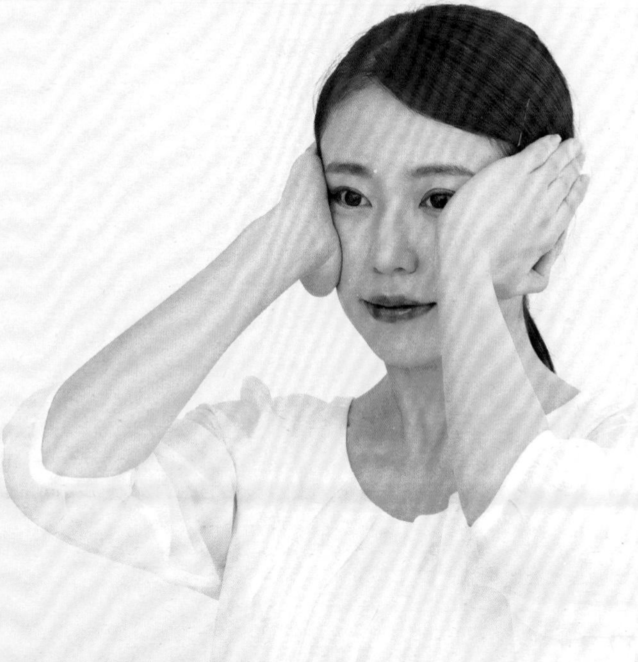

讓掌心往後翻，拇指移動到下方，再讓魚際肌貼在臉頰的突出部位。

POINT

①的位置在這裡！

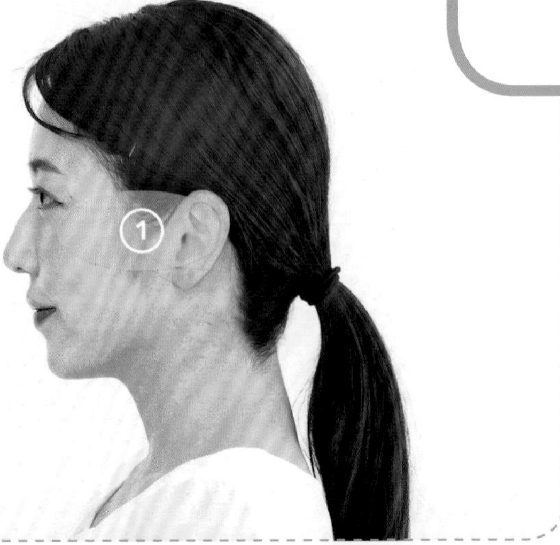

掌心的位置請參考顏色標記之處。

② 往上推升顴骨

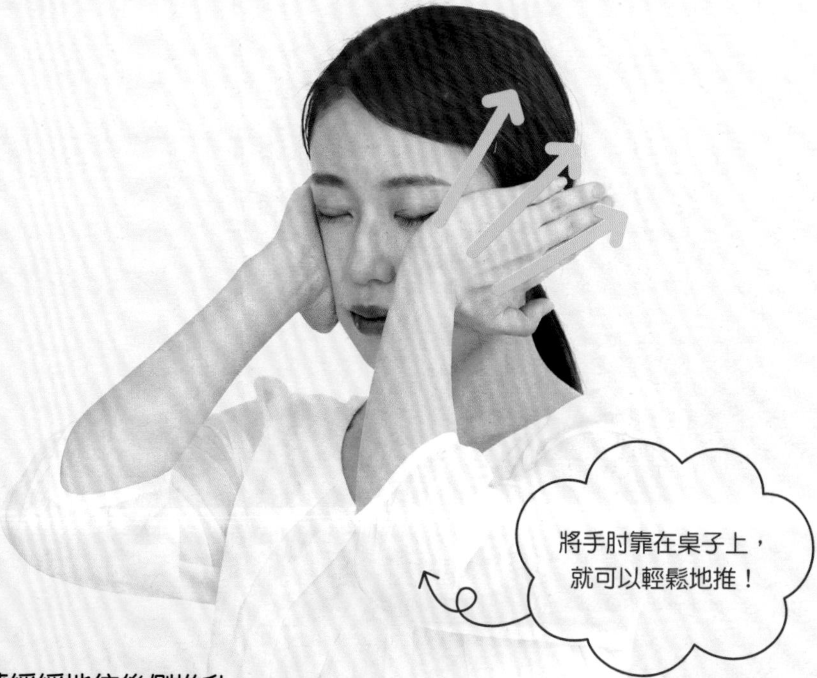

接著緩緩地往後側推升，
覺得舒服之後，再開始往上推。

✕ 注意手的方向

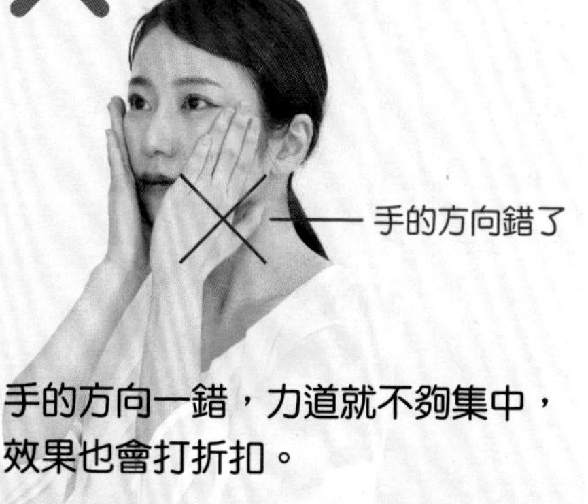

手的方向一錯，力道就不夠集中，
效果也會打折扣。

讓「魚際肌」輕輕地貼著 ◯

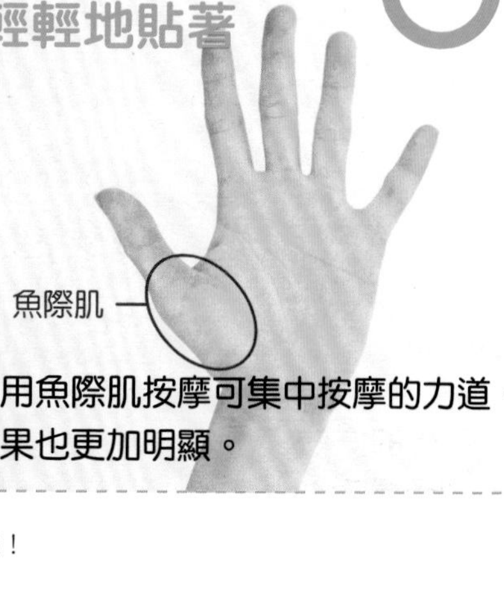

利用魚際肌按摩可集中按摩的力道，
效果也更加明顯。

基本按摩術 2

放鬆眼窩

除了變漂亮，還能降低罹患青光眼與近視的風險！

① 讓魚際肌輕輕貼在額頭的凹陷處

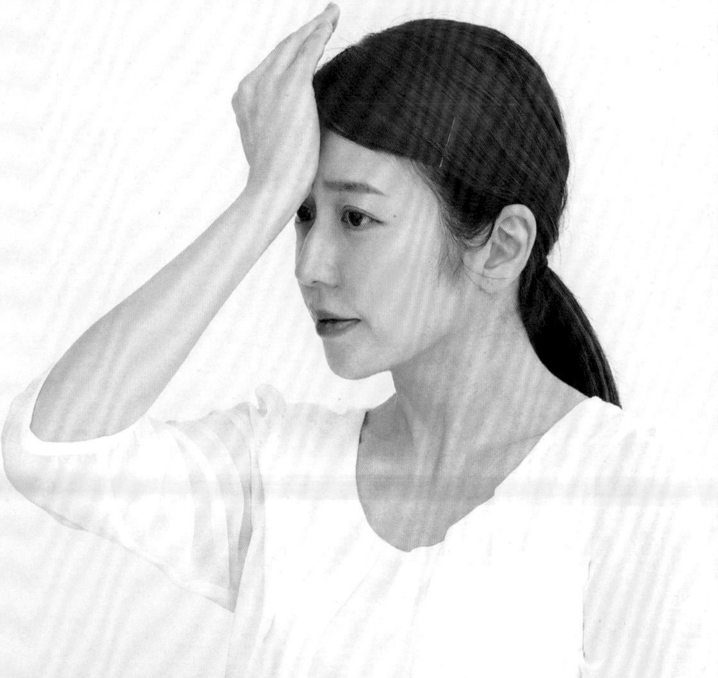

讓魚際肌貼在額頭中心點附近的「眼窩凹陷處」。

POINT

①的位置在這裡！

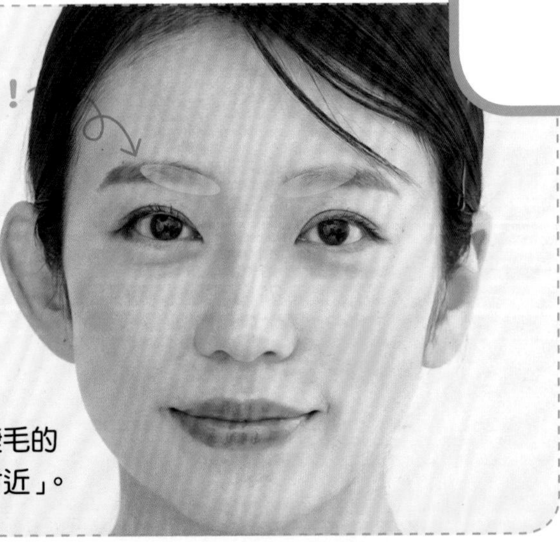

眼窩的凹陷處在「眼睫毛的下方」、「臉部中央線附近」。

② 利用單手撐住手肘，再推開眼窩

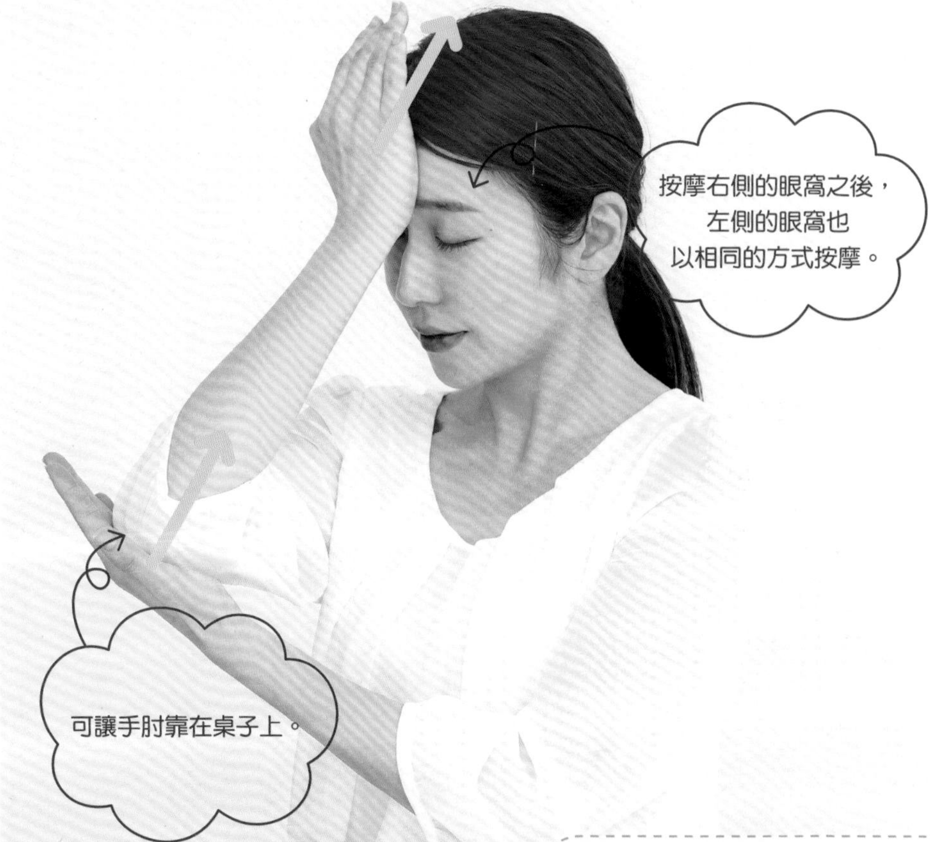
按摩右側的眼窩之後，
左側的眼窩也
以相同的方式按摩。
可讓手肘靠在桌子上。

用單手（或桌子）撐住手肘，
再將眼窩往上推。

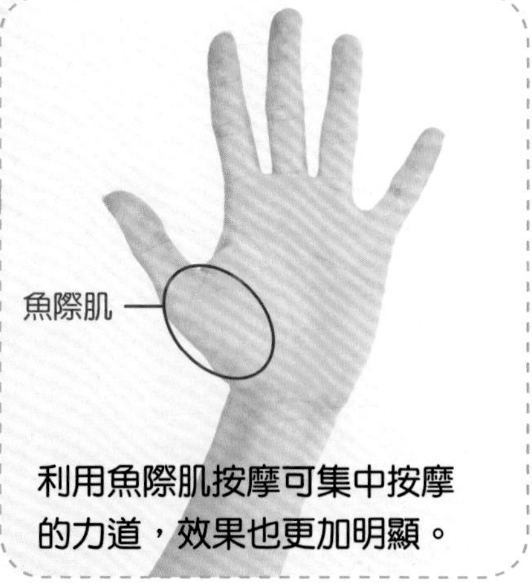

利用魚際肌按摩可集中按摩
的力道，效果也更加明顯。

基本按摩術 3

放鬆鼻骨

讓瞳孔變大，視力恢復、鼻子變挺！

① 捏住鼻骨往下拉

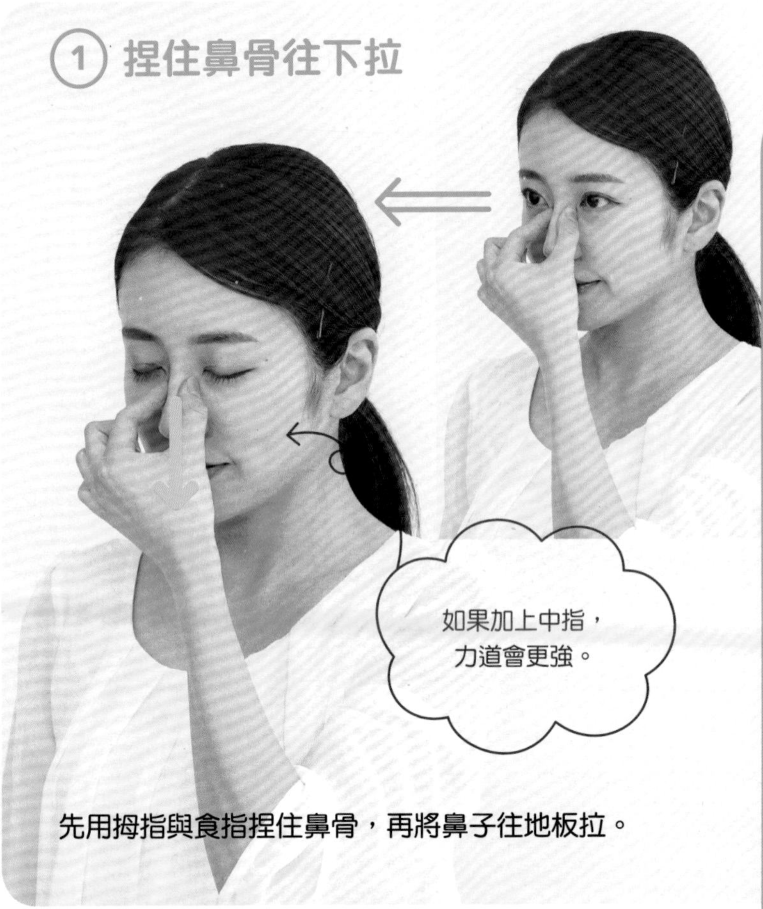

如果加上中指，
力道會更強。

先用拇指與食指捏住鼻骨，再將鼻子往地板拉。

POINT

①與②的位置在這裡！

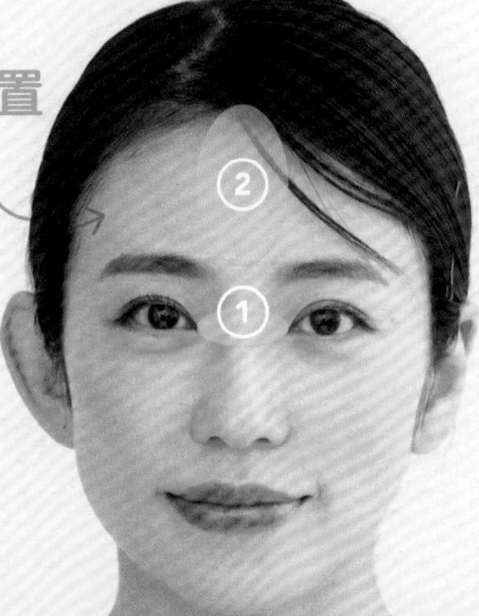

鼻骨的位置
就在瞳孔旁邊，
千萬不要搞錯了。

② 同時用另一隻手將額頭往上推

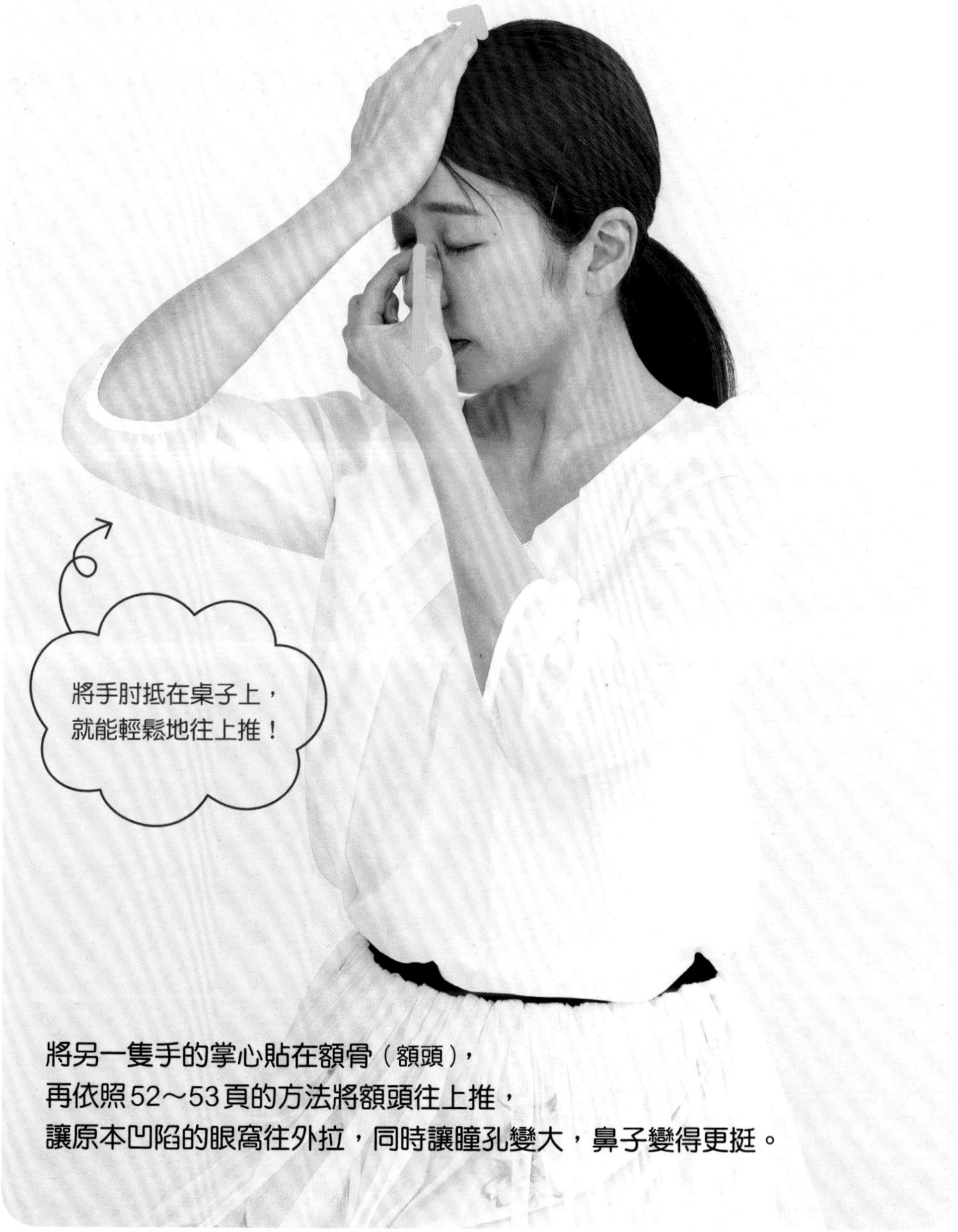

將另一隻手的掌心貼在額骨（額頭），
再依照52～53頁的方法將額頭往上推，
讓原本凹陷的眼窩往外拉，同時讓瞳孔變大，鼻子變得更挺。

可提升效果的「心理建設」
避免效果打折扣的「注意事項」

如何，大家在做完這三招【基本按摩術】之後，有沒有覺得「眼前突然一亮」呢？

請大家持之以恆地為自己按摩，讓眼壓緩緩下降。

重點在於了解「眼睛」與「眼壓」的相關性，以及隨時將按摩的目的放在心上。

只要了解箇中道理，我們與生俱來的治療之力就會不知不覺地甦醒。

這也意味著，我們的心情會大幅影響自我保養的效果。

這是我在每天接觸患者之後才悟出的真理。

常言道，心理與生理是一體兩面的。

請在按摩的時候，不斷地告訴自己「眼睛慢慢放鬆了」。

按摩之後的心理建設也很重要。

所謂的「**舒服**」是一種「快感」，請讓自己沉浸在這種情緒之中。

然後讓手指慢慢地離開身體，再做個深呼吸放鬆。

最後告訴自己「剛剛真的很放鬆」，給自己一個小小的鼓勵。

「眼壓重設」按摩術的第一特徵就是「不會痛」。

由於是**「持續按壓」，所以不會痛，也不需要忍耐**。

不過若要讓這套按摩術發揮最大功效，就要儘可能讓全身放鬆。

即使是微不足道的外部刺激，身體還是能敏銳地感受到，也將變得更健康。照理說，我們平常不會做這些「在頭部施加外力」的行為，身體應該會因此變得很緊張。

所以一開始很可能根本沒辦法「放鬆」，也很有可能一心想著「要按對位置」而用力過度。

經過反覆練習，能下意識地做完整套按摩術之後，請為自己訂下**「讓身體完全放鬆」**這個目標。

當你習慣觸碰自己的頭部、臉部，身體的感知度也會跟著提升。

按摩就是反覆跟身體對話的過程，所以到了最後，你一定更能讓身體放鬆。

在此有個小小的請求，那就是不要對別人使用這套按摩術。這套按摩術的特徵在於讓自己察覺到「按哪邊比較舒服」，以及提升身體的感受度與舒適感。

但是這跟「在別人的頭部施加壓力」完全是兩回事（有證照的人除外）。

此外，下列這些人**請不要執行這套按摩術**。

① 「不能讓身體狀況出現劇烈變化的人」

②「體力明顯下滑的人」

③「輕輕觸碰就覺得痛或是會內出血的人」

如果身邊有主治醫生，也請先跟醫生商量再執行這套按摩術。

不管是在浴室還是寢室，隨時隨地都能自我保養

當大家不需要拿著書，就能執行這套按摩術的時候，請試著在泡澡的時候，悠哉地替自己按摩。

泡澡的時候，身體會因為浮力而變輕對吧？這時候關節與肌肉的壓力會減輕，原本有氣結的肌肉也會放鬆。

當副交感神經因此變得活潑，血管就會跟著擴張，血液循環也會變好。心情當然也會因此變得輕鬆。在這麼理想的狀態下，當然沒有不替自己按摩的道理。

話說回來，**晚上是替自己按摩的最佳時刻**。

當一天進入尾聲，頭部與臉部常會變得僵硬，也會囤積一堆老舊廢物。

所以在晚上按摩能排出這些「毒素」，讓頭部與臉部煥然一新。

此外，按摩術還有讓「眼睛記住形狀」的效果。

在睡覺前**「修正」頭骨，可讓眼睛想起「最理想的位置與形狀」**，隔天起床之後，眼睛便能重回「史上最理想的狀態」。

在午睡之前替自己按摩也很理想。

不過，若想讓眼睛記住原本的形狀，最好選在會睡超過一小時的晚上替自己按摩，才能讓眼睛徹底記住原本的形狀。

第 3 章

直接改善視力的⑩個好習慣

讓難以違抗的本能成為助力，就能輕鬆地改善乾眼症或視力模糊這些症狀

美國杜克大學的研究證實「**人類的行為有45%來自習慣**」。

為什麼我們的行為會有接近一半是習慣呢？

答案就是因為「大腦」的特性使然。

基本上，大腦是懶惰的器官，總是想偷懶或放鬆，所以會讓進食、排泄、通勤、洗澡這些行為成為「不需思考」的例行公事，為自己減輕負擔。

換言之，「**盡可能讓所有事情成為某種習慣」是人類與生俱來的需求與本能**。如果我們能反過來利用這種生理需求，就能讓「眼壓重設」按摩術這種自我保養成為習慣。

該怎麼做，才能培養這種自我保養的習慣呢？

讓我們想像未來的自己，一點一滴培養好習慣吧。

「視力變得好清晰！」

「乾眼症或視力模糊的症狀緩解不少！」

時時想像這樣的情景正是培養好習慣的祕訣。

古希臘哲學家亞里斯多德曾直言：**「讓你卓越的不是行為，而是習慣，是重複的習慣造就了我們。」**眼睛的健康也能透過好習慣維持。接下來介紹的好習慣請大家試著培養。接著就為大家介紹「降低眼壓」以及緩解各類眼睛症狀的方法。

其中的前五項更是希望大家將視線移開本書，立刻試著做做看的方法。

好習慣

1

讓眼睛與文字保持距離

造成近視的凶手不是「遺傳」，而是「姿勢不良」

我曾經看過一張在中國小學教室拍攝的照片。

為了避免學童上身過於前傾，每張桌子都設置了「橫桿」，避免學童的眼睛過於接近雙手。

其實這是非常合乎邏輯的方法，因為只要**「減少看近物」的時間，眼睛就比較不會出現「來不及調節焦點」的現象，也就能於預防視力下滑的症狀**。

人眼是藉著調整水晶體的厚度，讓焦點落在視網膜上面，而水晶體調節變慢的現象就稱為**「調節遲緩」**。

最近的研究發現，一旦發生調節遲緩這類現象，眼球就會變形成往內延伸的橢圓形，**這也是視力下滑的主因**。

雖然幼兒時期會有一些例外，但在懂事之後，「近視」通常是因為眼球變形所引起，視力也會因此下滑。

早期的父母都會跟小孩說「不想視力變差的話，讀書的時候就要坐好」，看來這些父母都感受到這種「調節遲緩」的現象。

雖然有一陣子流行所謂的「遺傳論」，認為「近視都是遺傳害的」，但隨著研究持續進展，**「近視是調節遲緩造成」的論點已成為近年來的主流**。

「讓眼睛與文字保持距離再讀」。

光是做到這點，我們就能遠離近視。

好習慣

2

進行「1分鐘小睡」

世界一流企業也採行
讓眼睛與大腦「自行休息的方法」

愈是「每天把很忙很忙掛在嘴邊」的人，愈是應該培養下列這個習慣。

那就是1分鐘就能讓眼睛與大腦放輕鬆的自我保健，而且這種自我保健的方法還驚人地簡單。

因為整個過程只需要**「閉上眼睛1分鐘」**！

「區區1分鐘就能紓解眼睛疲勞的理由」就是「眼淚」。

哪怕只是閉上眼睛1分鐘，眼淚就能全面地滋潤眼球，讓眼球得到需要的養分與水分，所以只需要閉上眼睛1分鐘就好。

此外，「閉上眼睛1分鐘之所以能消除大腦的疲勞」，全因大腦有種特性。

那就是「只要還透過眼睛吸收資訊，大腦就會一直運轉」，就算你放空思緒也一樣。

所以只要你的眼睛還睜著，大腦再累也沒辦法休息。

大腦就是在這種重度勞動的環境下持續工作。

反過來說，這也意味著**「只要閉上眼睛，隨時都能讓大腦休息一下」**。

聽說Google、Nike與某些知名的歐美企業都很推薦所謂的**「Power Nap」**，也就是在早餐之後，小睡20分鐘，充電一下的方法。而小睡10分鐘的方式則稱為**「Mini Nap」**，1分鐘短暫地放鬆則稱為**「Micro Nap」**，全世界有愈來愈多人採行、自我充電的休息術。

要想消除眼睛與大腦的疲勞，除了睡眠之外，最理想的方式就是「每天為自己安排幾次數分鐘的休息」。

好習慣 3

透過「氣」讓眼睛保暖

利用體內最強的能量泉源改善眼睛疲勞

讓眼睛變得溫暖，就能「消除眼睛疲勞」與「促進淚液分泌以及預防乾眼症」。

不知道大家是否聽過這類說法？

市面上有許多讓眼睛變得溫暖的暖暖包，使用的時候也的確很舒服，唯一的缺點就是沒辦法隨時隨地使用。

所以在此推薦**將自己的掌心搓熱，再利用這股熱能溫暖眼睛**的自我保健術。

在「氣功」的世界裡，這可是廣為人知的方法。

有些人認為雙手掌心的**「勞宮穴」**會散發非常多的「氣」，所以比較容易讓眼睛變得溫暖。

其實在「瑜珈」的世界也將這種方法稱為**「掌敷（Palming）」**，現在也有許多人透過這種方式自我保健。

古今中外，全世界都很重視掌心的能量。一如第1、2章所述，掌心是「眼壓重設」按摩術不可或缺的工具，所以哪有不善加利用的道理呢？

六觀式氣功掌敷術的流程

①放鬆（站著或坐著都可以）。

②掌心相對，摩擦至「覺得熱熱的」。

③用掌心輕輕地摀著雙眼，同時想像「掌心的溫度正在溫暖眼球」。深呼吸10次之後，讓掌心離開眼球。

⇩一天做幾次①～③的循環。也建議在泡澡這類血液循環加速的情境下進行上述的自我保健。

好習慣

4

主動眨眼睛

輕輕鬆鬆擊退「乾眼症」！挑戰現在就能立刻做的自我訓練

雖然有點唐突，但在此要問大家一個問題。大家可知道「日本大約有2200萬人」得到的眼疾是什麼？

答案就是**乾眼症**。有資料指出「若連同沒有自覺症狀的人也計算在內，約有**74%的銀髮族**患有這項眼疾」，可見乾眼症是多麼地常見。有許多人也因為**乾眼症而不得不停用隱形眼鏡**。

一般認為，如果沒辦法睜著眼睛超過「12．4秒」，就很有可能已經罹患了乾眼症。

造成乾眼症的原因之一為「**太少眨眼**」。眨眼的次數過少會導致淚液分泌不足，角膜會因此受損，進而感到疼痛。

每3秒眨一次眼是最理想的頻率，但讀書的時候，大約是每6秒1次，如果是在利用電腦進行某些作業的話，有可能會減至十幾秒1次。

所以接下來要為大家介紹「眼壓重設」按摩術之一的眨眼訓練，請大家務必主動眨眼，維持正常的「眨眼頻率」。

「眨眼訓練」的流程

①1秒眨眼1次，持續10秒鐘。
②1秒眨眼2次，持續10秒鐘。
③1秒眨眼3次，持續10秒鐘。

⇩一天重覆①～③的循環數次。

一開始或許覺得不太容易，但只要養成習慣，就應該會覺得**眼睛變得如過去般溼潤**。讓我們一起透過這項訓練遠離乾眼症吧。

好習慣

5

眼睛看遠看近訓練

一如我們會利用深蹲鍛練腰腿，記得也要鍛練眼睛的肌肉

長時間盯著手上的電腦或手機，視線一直定在近處，調節水晶體厚度的肌肉**「睫狀體」會累到不行**。

眼睛的血液循環會因此變差與缺氧，一不小心，近視眼與乾眼症這類眼睛的毛病就找上門。

為了解決這個問題，建議大家試試**「眼壓重設深蹲術」**。

顧名思義，這是讓眼睛深蹲的訓練。一如讓下半身反覆「彎曲與延展」，我們也可以讓睫狀體進行相同的訓練。

方法很簡單，只要輪流「看近」與「看遠」，每次看10秒，然後重覆幾組同樣的訓練即可。

眼壓重設深蹲術的流程

①看近（30公分近的位置）

伸出一隻手比讚，再將眼睛的焦點對在拇指指甲上。

（睫狀體會緊繃，水晶體會變厚）

②看遠（3公尺遠的位置）

讓眼睛的焦點對在窗外的招牌或較遠的裝飾物上。

（睫狀體會放鬆，水晶體會變薄）

覺得「好像有點累」的時候就可以結束訓練。

正所謂過猶不及，若能每天做個幾組這種訓練是最理想的方法。

好習慣

6

利用「平光眼鏡」讓眼睛遠離灰塵

60幾歲也沒有老花眼的問題！好好保養眼睛，眼睛也會讓你看清一切

各領域的專家常為了締造成果而使用護目鏡，比方說，游泳選手會帶「泳鏡」，賽馬的騎士會戴很輕的「賽馬風鏡」，從事工程的師傅則會帶「防塵眼鏡」。

就算不是這些專家，一般人也會戴「防紫外線眼鏡」、「防花粉眼鏡」、「騎車專用風鏡」保護眼鏡對吧？「眼鏡」是曝露在外部的器官，所以杜絕任何刺激是最重要的事情。

你有好好保護自己的眼睛嗎？有重視這對靈魂之窗嗎？

聽起來或許有些自吹自擂，但我的確敢大聲說「我每天都很保護眼睛」。

因為我**每天大部分的時間都戴著「平光眼鏡」，避免眼睛被風、冷氣與灰塵**

傷害。（只有在工作的時候會不戴眼睛，因為工作的時候，動作的幅度比較大，眼鏡會戴不住）。

或許是因為我從40幾歲開始就奉行這個「戴平光眼睛」的習慣，所以**快七十歲的我，還不知道「老花眼為何物」**。

現在要買到眼鏡已非常簡單。

如果是需要長時間使用電腦或智慧型手機的人，**建議配戴藍光眼鏡**。

有專家指出，**「長期接受藍光會導致睡眠品質下降」**，對眼睛與大腦造成不良影響，所以大家還不好好保養有苦難言的眼睛嗎？

好習慣

7

讓電腦螢幕高於眼睛

一直低頭工作會讓脖子承受數倍壓力！

使用電腦工作時，請務必注意頭的角度。**最理想的角度是零度**，也就是不需仰頭或低頭的水平角度，因為當頭部往前傾，脖子的頸椎就會承受更多負擔。

其實頭部的重量約占體重的一成，若是**體重50公斤的人，頭部的重量就差不多是5公斤**，而真正的問題在於，**頭部往前傾的時候**。目前已知的是，**哪怕只前傾30度，頸椎就得承擔3倍的重量，也是18公斤左右**。

在使用電腦時，視線通常落在畫面中間偏低的位置。

建議大家試著抬高螢幕，讓螢幕的中心點比自己的眼睛高一點。

調整的方法很簡單，**就是在螢幕下面墊幾本厚一點的雜誌、書（例如字典）**

或是市售的螢幕架。

不同的螢幕機種需要不同的高度，有時只需要墊「薄薄一本雜誌」，有時候則需要墊「兩本厚書」，總之將螢幕墊高至適當高度為止。這個步驟看似簡單，卻能讓肩膀與脖子減輕負擔，而且效果會明顯地讓你大吃一驚。

順帶一提，**「眼睛」與電腦螢幕最好距離40公分以上，如果寬螢幕的話，最好距離50公分以上**。寬螢幕之所以要保持較遠的距離，是因為「螢幕比較寬，不離遠一點，沒辦法看到整個畫面」。

我發明的「眼壓重設」按摩術以按摩手法與姿勢為兩大支柱，建議大家好好檢查平常的姿勢，慰勞自己的眼睛吧。

好習慣

8

適度地曬太陽

能有效遏止近視惡化的太陽光總算被發現了！

「眼睛應該儘可能避免陽光直射」

應該有不少人是基於這個想法才常常戴太陽眼鏡的吧。

不過，先不要急著戴上太陽眼鏡。

「陽光富含的『紫光』與遏止近視惡化大有關聯」

這意思是，曬太陽能避免近視惡化。這項事實是由慶應義塾大學醫學部研究團體於2017年公布的。

這個研究團隊在針對13～18歲的兒童進行研究之後，發現紫光可以活化「EGR1」這個抑制近視惡化的基因。

其實從以前到現在都有「多從事戶外活動能有效減緩近視惡化」的說法，但一直以來都不知道背後的原理。

所以慶大醫學部的這份報告可說是讓近視研究往前踏出了一大步，是非常有意義的研究。

要請大家注意的是，這裡說的「紫光」不是「紫外線」。

（「紫光」很容易讓人聯想到紫外線，但兩者的波長完全不同）

目前已知的是，能阻絕紫外線的抗紫外線太陽眼鏡**同樣會阻斷紫光**。

由於用於室內照明的ＬＥＤ燈或日光燈沒有紫光，所以**大部分的人都沒有充分接收紫光**。

建議大家一天至少外出一次，讓自己適度地曬曬太陽。

好習慣

9

跳繩或其他的輕度運動能促進眼睛的血液循環

讓新鮮的氧氣快速輸送到血液循環不好的眼睛周遭

跳繩能促進全身的血液循環，當然也能改善眼球內部的血液循環。

聽到這裡，或許會有人覺得：「……這樣不就得去買條跳繩嗎？」

但請大家放心，就算「沒有跳繩」，只需要原地往上跳幾公分，**「假裝有跳繩」，或是原地踏步、慢跑，都有一樣的效果**。

重點就是「跳」。

在室內或是其他地板較硬的地方跳即可。

「跳躍」是需要驅動全身肌肉的運動，所以血液循環會因此變好，氧氣也能送到身體的每個角落，**氧氣不易送達的眼睛周遭也能因此吸收到新鮮的氧氣**。

這也是原地跳一跳之後，眼睛的細胞會活化，疲勞會消除的理由。這種方法不能說是「眼壓重設」而是**「血液循環重設」**。

跳躍這種訓練還有其他效果。

比方說，可以促進腸胃蠕動（組織收縮）、活化與調整自律神經（自律神經與腸胃功能息息相關）。

此外，自律神經也與眼睛對焦有著密切的關係，所以跳一跳能**有效消除眼睛疲勞，緩解頭痛與肩膀酸痛**。

養成跳躍的習慣也能避免變胖，所以是預防代謝症候群的絕佳對策。

身體有些不便或是長期運動不足的人不用硬逼自己跳很多下，保持在能持之以恆的範圍即可。

好習慣

10

不要太沉迷於重量訓練，否則連五官都會改變

太努力鍛鍊身體，五官會變凶，眼睛也會跟著變糟？

最近看電視的時候，發現「有男性藝人的五官變得有點凶」，而且多達三位！在此不透露其姓名，但他們的共通之處在於「喜歡重量訓練」。

大家知道重訓會讓五官走樣的原因嗎？

重訓的時候，很常會咬緊牙齒。在舉起槓鈴或是進行高強度的重訓時，人會下意識地咬緊牙齒，此時基於骨骼的排列，「顎骨」、「顴骨」與「額頭」會往前突。

顴骨下方也會出現陰影，而這就是人相學所說的「凶相」。眼窩下凹是「凶險之相」，這種表情充滿威脅感與壓迫感。

之所以會產生這類骨骼上的變化，是因為「五官」是由「多塊骨頭組成」。

既然五官像是拼圖般，由多塊骨頭組成，那麼於特定部位施力，當然會破壞整體的平衡。

若是常常「咬緊牙關」，顎骨就會變得粗壯，頜骨就會外突，整張臉也會變多角嶙峋，一旦變成「大臉」，就很有可能讓眼壓升高，造成不良影響。

為了避免上述的悲劇發生，千萬別讓咬緊牙關變成習慣，也要記得**常常打開嘴巴，讓顎部放鬆**。此外，**常時間使用電腦或智慧型手機，也很容易咬緊牙齒**，所以只要發現自己莫名其妙地咬緊牙齒，哪怕這時候是在辦公室還是自家，都可以立刻以72～77頁的「眼壓重設」基本按摩術放鬆相關的肌肉。

第 4 章

「維持有益視力的姿勢」的⑩個好習慣

頭骨的優劣居然是由骨盆的「連結強度」決定！

本書的最後一章要介紹姿勢與動作的好習慣。雖然很多人為了保持健康而重視飲食與運動，卻不太重視「使用身體的方法」，這實在是非常可惜，因為**姿勢、動作若是正確，身體就能自動校正，回歸原本的狀態**。

一如日本俗諺「刮大風，賣桶子的店就會賺大錢」（類似蝴蝶效應的意思），身體若是端正，頭骨也會保持正常，眼睛的各種功能也會隨之恢復，所以**改善姿勢與動作是「眼壓重設」按摩術的核心，與第1、2章介紹的按摩術一樣，都是非常重要的自我保健**。

那麼姿勢與動作的關鍵是什麼呢？

答案就是骨盆的**「薦髂關節」**。薦髂關節是薦骨與髂骨之間的關節，會視情況扭曲，所以常常需要校正。

假設薦髂關節長期保持扭曲，骨盆就會歪斜或是全身變成「前傾」的姿勢，有許多神經經過的脊椎也會彎曲，身體也會出現各種毛病。到最後，血液循環會變差，還會容易變胖或是手腳冰冷。

所以若能隨時注意薦髂關節是否扭曲，**時時要求自己「利用骨盆校正身體的姿勢」**是最理想的，而這就是所謂的**「薦髂關節重設術」**。

接下來透過站姿、步行姿勢、睡姿、坐姿，簡單易懂地解說利用骨盆校正身體姿態的方法。大家一定會因為這些居然都與「骨盆」有關這點而大吃一驚。

請大家務必記住「薦髂關節」不僅與眼睛的健康有關，還與身體每一個地方的健康有關。

好習慣

1

保持正確的站姿

縮緊臀部，就能自動調整骨盆的位置

站姿是最基本的姿勢之一，請大家不要想得太複雜。

現在有許多老師指導「正確的站姿」，但想得愈多，大腦與身體就會愈不協調，反而變成奇怪的姿勢，而且就算能在當下保持正確的站姿，很容易遇到「回到家，再也做不出相同姿勢」的問題……。

所以本書只希望大家記住一個原則，那就是**「縮緊臀部」**。**只要一縮緊臀部，骨盆就會自動回歸原位，背肌也會自然伸直。**

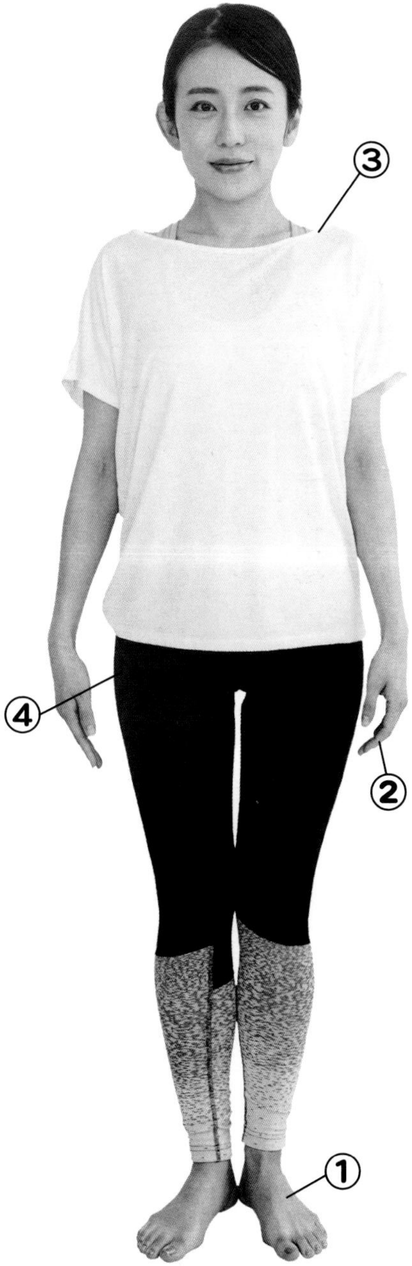

正確的站姿

①腳踝併攏，腳尖呈45度向外張開。

②手臂自然於身體側邊下垂。

維持挺胸的姿勢，避免肩膀過於往前。

③上下聳肩2~3次再放鬆。

④臀部用力夾緊。

好習慣

2

正確的步行姿勢

內八、碎步不美觀！
節奏略快的**「跨大步走」**最為理想

要避免「頭歪」，就要盡可能**「跨大步走」**。

但跨大步走比想像中困難，所以要刻意去做。走路內八的人與薦髂關節錯位（110頁）的人，走路的時候比較難抬起腳，所以步伐相對較小。「跨大步走」可讓髖關節或膝關節呈圓周運動，所以走路時，腳能直直往前流暢踏出，不帶任何多餘的動作，下半身的關節也能歸位。

如果可以的話，不妨練習**「V字步行」**這種走路方式，也就是**腳尖朝外走路的方式，這麼做可讓骨盆變得更緊實**（往內側縮）。此外，可試著在腳踝綁上**「重物」**做為輔助。**讓腳朝前方直直踏出，不要往外偏移**。

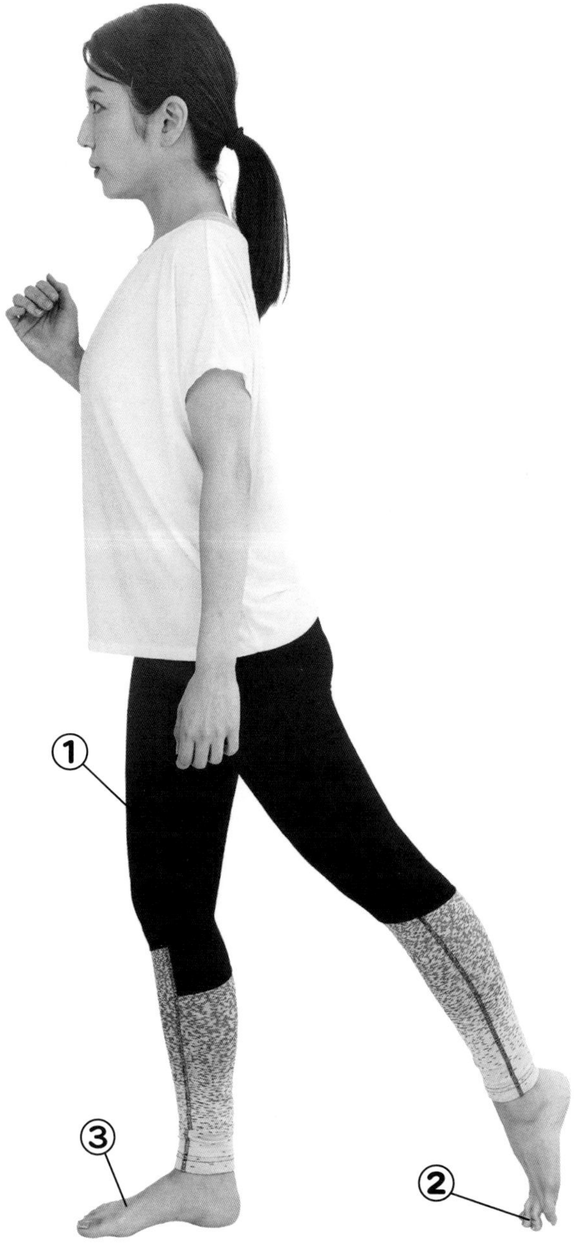

正確的步行方式

①腳往前方直直踏出。
②腳準備離開地面時，讓小腳趾用力。
③邁開大步，加快步伐。讓自己保持「跨大步走」的習慣。

好習慣

3

正確的睡姿

沒有哺乳類是仰睡的！側睡才是最自然的睡姿

除了「仰睡」之外的睡姿都是正確的！

因為我們是有骨盆的哺乳類。仰睡的時候，床墊會把我們的骨盆往上推，導致骨盆呈現後傾的角度，髖關節會因此變得不穩定，腹股溝區會變得緊繃，最後造成血液循環不良、手腳冰冷、小腿浮腫這類問題。

最理想的睡姿就是**「側睡」**，但枕頭最好稍微高一點。**「趴睡」**當然也沒問題。把手插入枕頭與臉部之間，才能騰出足夠的空間呼吸。請大家記住，在所有動物之中，只有人類會仰睡，就讓我們以身體最放鬆的姿勢睡覺吧。

側睡的方法

①讓身體朝向側邊睡。
②膝蓋稍微往胸口湊近，保持稍微圓背的姿勢。

◎

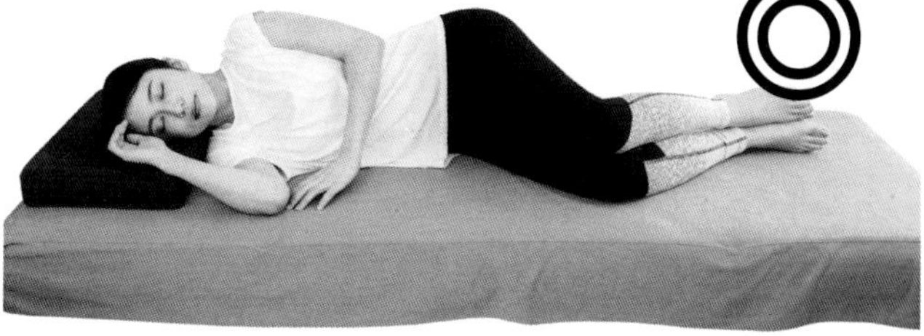

○

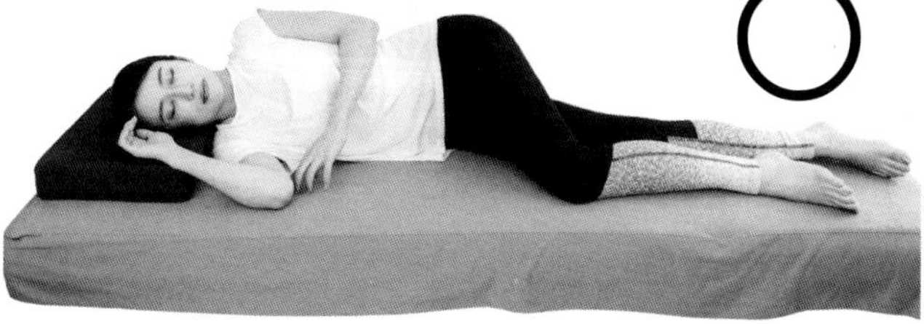

腳可以稍微交叉

×

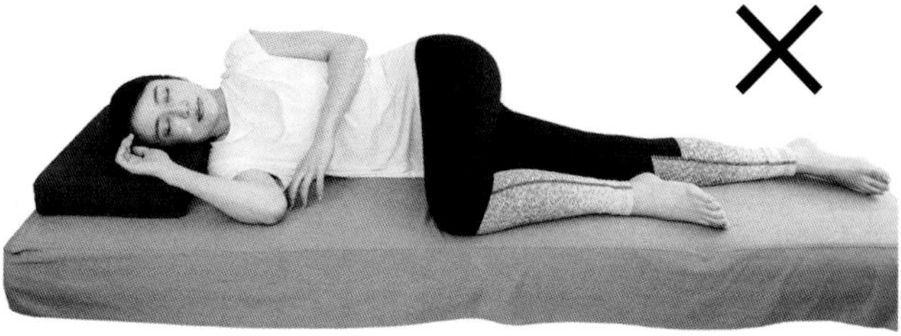

不能交叉到骨盤會扭曲的地步

好習慣

4

正確的坐姿

利用「大腿靠攏」的姿勢讓「骨盆內縮」藉此調整坐骨的位置與保養眼睛

長時間坐著會讓骨盆外張，臀部的肌肉會緊繃，造成「臀部痠痛」。但是當骨盆內縮，坐再久也不會發生「臀部痠痛」的問題。接著就為大家介紹收緊骨盆的方法。

這個方法就是**坐下來之後，讓左右的大腿緊緊靠著**。如果是對肌肉有一定知識的人，記住「讓內收肌用力收緊」即可。

左右大腿用力閉緊，骨盆就會立起來與收緊，脊椎也會跟著挺直。

長期練習之下，**頭部的歪斜也會被矯正，還能消除眼睛的疲勞**。

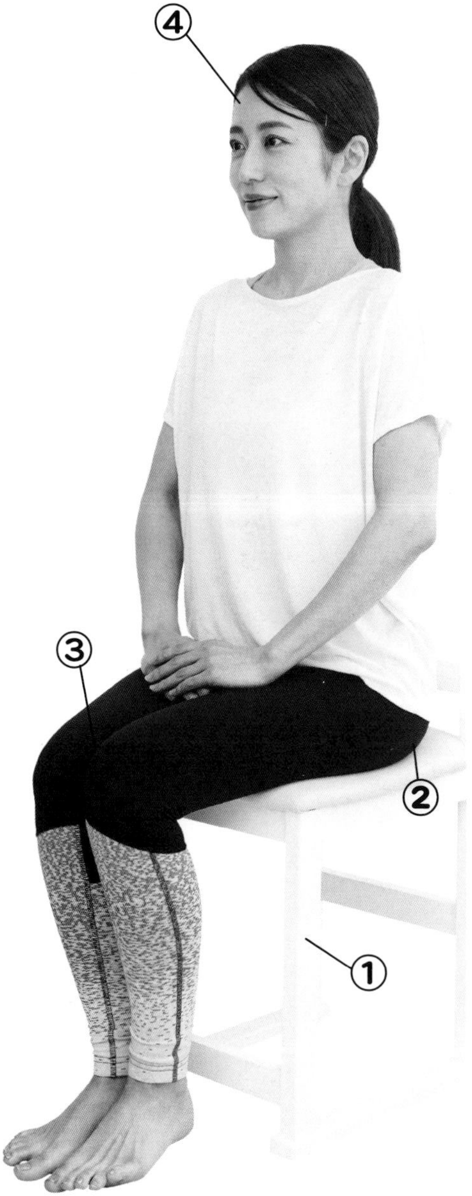

正確的坐姿

①確認椅子的高度（腳底能輕鬆貼合地面的高度最為理想）。
②椅子不要坐太深，稍微坐得前面一點。
③夾緊左右大腿，避免兩腳開開。
④直視前方（若是往下看，骨盆也會跟著歪掉）。

好習慣

5

利用坐骨坐墊調整腰部的位置

利用家裡就有的毛巾與座墊調整薦髂關節

「讓坐骨居中，骨盆立起來，脊椎伸直的狀態」

坐骨就是用指尖按壓臀部正中央的時候，摸起來「突起」的骨頭。若想維持正確的坐姿，就稍微改造一下椅子吧。

只需要1～2條毛巾，就能讓手邊的椅子變身。

大家可知道，和尚坐禪時，會將一小塊「坐墊」墊在屁股底下嗎？這麼做的用意在於**讓骨盆立起來，以及促進血液循環**，而這個「坐墊」可利用家裡的毛巾代替。

長期透過這些小心思「微調薦髂關節」，就能「眼壓重設」。

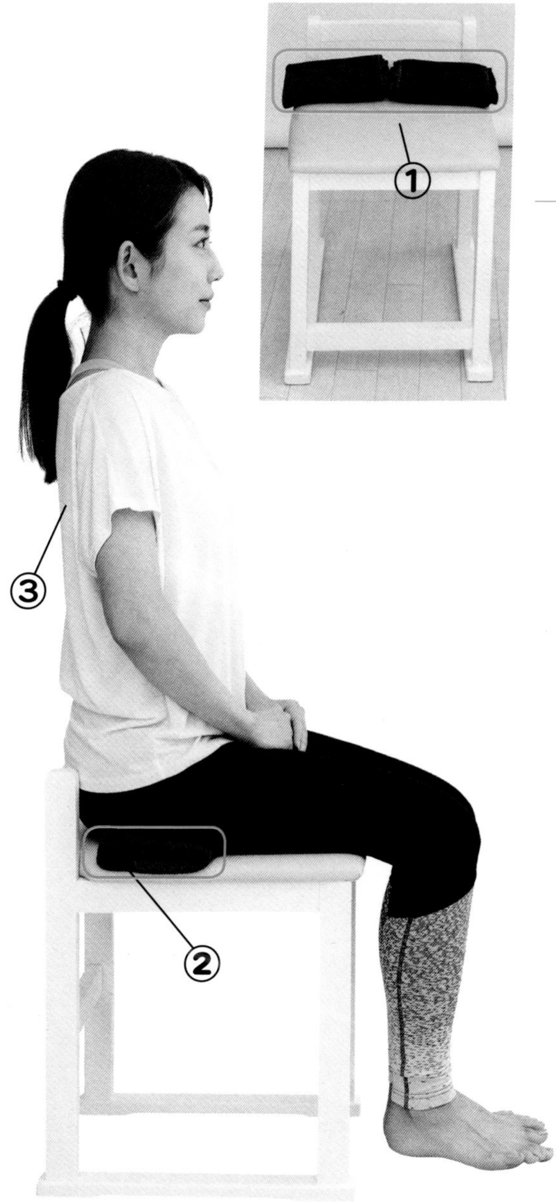

設置坐骨坐墊的方法

①將毛巾折出一定高度，再放在椅子上。

②讓坐骨坐在毛巾上。可依個人身材調整毛巾的高度。

③不要駝背或是身體前傾。

好習慣

6

與智慧型手機好好相處

只在需要的時候使用手機
可有效減少接觸手機的次數

手機是讓我們的上半身向前傾，頭骨往前倒，眼壓上升的元凶。那麼我們該怎麼做，才能遠離手機造成的傷害呢？

最理想的方案當然就是**不要再利用手機瀏覽網站、影片或是打手遊**。長時間盯著狹窄的畫面，一直看著發光的液晶螢幕，會對眼睛造成嚴重傷害。如果實在戒不掉手機，不如換成螢幕更大的平板電腦，因為「拉長眼睛與螢幕的距離，比較不會造成眼睛的負擔」。

讓人很難戒掉的社群網站也是一大問題。

有些人就是忍不住要「按讚」或是發文，**此時不妨先替自己設定一天接觸社群網站的「時間」與「頻率」的上限**。

透過Messenger或Line接發訊息的時候也要多加小心，因為有些人習慣不斷地回覆別人的訊息，感覺就像是在打網球一樣，為了避免這種情況發生，**我通常會選擇寫一封較長的電子郵件，不然就是直接打電話聯絡，避免一直盯著螢幕看**。只要跟對方說：**「不好意思，我不太會用手機，可以透過電子郵件聯絡嗎？」**大部分的人都會願意配合。

最後要介紹的是比較粗暴的治療方式。如果真的想戒掉手遊、觀賞影片、社群網站或是傳訊息，不妨將智慧型手機換成早期的掀蓋式手機（其實我就是這樣做）。這種手機保留了「通話」與「傳簡訊」的功能，所以不至於讓自己與朋友或親人斷了聯絡，也不會與所屬的社群疏離。

好習慣 7

現在正是重新重視頭巾的時候

只要幾百元就能買到專注力與眼睛的健康

早期的人在關鍵時刻，都會綁上頭巾，**綁緊「頭骨」**，但大家可能不知道，這麼做其實有它的道理。

頭骨一旦膨脹，頭部的血液循環就會變差，導致缺氧與專注力不足。或許以前的人就是利用頭巾，調整頭骨的位置吧。

到了現代，偶爾會在學校的運動會或類似的活動看到這種「綁頭巾的習慣」對吧？

其他像是準備考試的人也會綁頭巾。

曾有家長跟我說：「他家小孩正在準備考試，而補習班的人建議綁頭巾。」

而這種使用頭巾的方法可說是適得其所。

我希望能有更多人知道「頭巾可以矯正頭骨」這件事。幾百元就能從網站買到頭巾。

話說回來，買的時候要買到正確的頭巾，運動專用的「髮圈」或是為了好看或裝飾的「頭帶」都不夠緊，無助於重設眼壓，所以要買就得買有一定張力的頭巾才行。

好習慣

8

善用市售的頭皮按摩商品

在看電視或做家事的時候，讓頭骨放鬆

曾有位女性患者問我這個問題。

「我常在網站上看到按摩頭皮的商品，其中有些可在泡澡的時候使用，這類商品有用嗎？」

我「當然」是極力推薦。除了有幾分鐘就能做的「眼壓重設」按摩術之外，建議大家可在空檔的時候，利用這類商品替自己按摩。

我之前也曾在網路上面搜尋這類商品，也因為種類之多而嚇一大跳。

這類商品主要分成**「電動」**與**「手動」**兩種。

電動類型的魅力在於能充分刺激不易施力的位置。

手動類型的優點在於不需要充電或換電池。

若是依照材質分類，這類商品還分成金屬、矽膠以及其他材質。搜尋適合自己的商品或許也是很有趣的過程。

不管是哪種形狀的商品，基本上都是得手持使用。一如「眼壓重設」按摩術，建議大家依照**「由下而上」、「從髮際線到頭頂」的方向移動**。感覺上就是抵抗地心引力，朝著頭頂這個頭骨的「北極極點」拉提頭皮。按摩個幾分鐘，視力就有可能變好，視野也有可能變得更開闊。

不管是手動還是電動，我都很建議大家增加接觸頭部的頻率與時間。

就讓我們一起讓人生多幾秒覺得「舒服」的幸福片刻吧！

好習慣 9

O型腿最好早點治療

只要有雙海灘拖鞋，就能得到一雙美腿

直立時，雙腳的膝蓋離得很開，兩隻腳呈外八的情況稱為「O型腿」。早期曾有一段時間人們認為「O型腿」的女偶像很可愛。

但現在「為了健康，O型腿必須矯正」的觀念才是主流，我也非常贊成這種說法，因為**這種腳的姿勢不良最終會導致骨盆歪斜，頭骨也會因為這樣外擴，最終也會影響視力**。

其實我曾幫助許多模特兒矯正O型腿，但本書的讀者不可能全部來而我的診所報到，所以我要為大家介紹在家也能做的O型腿矯正術。那就是**穿上木屐、草鞋或海灘拖鞋這類夾腳鞋**。

以前有位女大學生在我的診所打工，她有很嚴重的O型腿，但在她去國外

當了四個月的志工，每天都穿海灘拖鞋之後，O型腿就不見了，**兩隻腳變得又直又修長**，這到底是為什麼呢？

其實所謂的「O型腿」是身體的重心偏向身體外側，導致骨盆外擴的現象，所以鞋底也通常是外側磨損得比較嚴重，但是穿上海灘拖鞋這類夾腳拖跟後，**身體的重心就會從外側移至內側**，大腿內側的「內收肌」也會變得強壯，**骨盆就不再扭曲，O型腿也自然消失，下半身的骨骼因此得到矯正**。

大家要不要藉此機會重新見識一下傳承已久的日本文化有多麼厲害呢？除了O型腿的人，當然也能穿上夾腳拖鍛練內收肌與調整骨盆的位置。

好習慣

10

盡可能養成視線朝上的習慣

想像美好的未來自然就能做出「有助視力恢復的姿勢」

現代人的生活充滿了讓身體前傾，一直往地上看的因素，例如智慧型手機、電腦、文書作業、家事、照顧老人家與小孩，而**「前傾」這個姿勢常讓我們咬緊牙關**，導致頭部歪斜，眼睛也容易變得疲勞，所以請養成「放鬆牙關，視線朝上」的習慣。哪怕只是突然想到，也建議大家望望天空。

如果身體老是前傾，視線老是往下，脖子的肌肉就會變得僵硬，通過脖子的神經也會受到壓迫。

脖子有許多條神經，其中最重要的就是自律神經。其實我很常聽到**「脖子太過僵硬，導致自律神經受損，出現副交感神經失調症」**這類病情，有些甚至會惡化成全身莫名不適的症狀。

造成眼壓的元凶就是「壓力」，而壓力當然與自律神經息息相關。

視線向上的姿勢可讓我們保持心情愉悅。當我們心裡想著「下週末要去哪裡玩呢？」這些事情，會下意識地往上看（順帶一提，在回想「昨天晚餐吃了什麼？」的時候，會下意識地往下看）。

今年有一件令人振奮的新聞，那就是名古屋電視塔有一個名為**「向上熊」**的吉祥物誕生。令人感到驚訝的是，他的角色設定居然是「時時往上盯著電視塔，督促自己上進」，我們不妨也效法這個吉祥物，每天往上看幾次，保持「有助視力恢復的姿勢」以及上進的心態吧。

結語

居家工作讓視力變得更差

2020年，我的診所曾因新冠疫情而暫時停業，等到重新開業之後，有許多患者都告訴我，身體出現一些莫名疼痛，不然就是很僵硬。

不過仔細想想，這不是很奇怪的事情嗎？通常都是因為太過操勞，才導致「全身痠痛」或「局部疼痛」不是嗎？

但情況正好恰恰相反，這些患者都是因為運動不足才出現「身體不適」、「莫名疼痛、僵硬」與「全身怪怪的」這類問題。

其實我曾聽過另一種說法，那就是「太過操勞」會讓我們的身體出毛病，而出毛病的主因在於「身體出現扭曲」。

意思是，適度的運動比較不會造成身體扭曲。

眼睛也是一樣，如果一直盯著手邊的智慧型手機或電腦，睫狀體就會緊繃而難以對焦，眼球也會扭曲。**適度地看遠看近，眼球也比較不會變形**。

不管活到幾歲都要讓「視野保持開闊」的志氣

話說回來，一直抱怨新冠疫情也不會有任何改變，所以讓我們將新冠疫情當成「保養眼睛的機會」，試著緩解身體、頭部與眼睛的扭曲吧。如此一來，「視線」會變得更明亮，「視野」也會更加開闊。

其實視野的縮減分成兩種，一種是疾病造成的情況，另一種是疲勞造成的情況。姑且不論前者該怎麼治療，但後者的確**可透過眼壓按摩術改善**。

請大家有時間就試試「眼壓重設深蹲術」（97頁）這個訓練。

保養頭部與眼睛
就不需要各種治療方法

青光眼是會不斷惡化的疾病，目前雖然有對應的治療方法，但充其量只能延緩惡化的速度，患者也必須定期到醫院報到。

所以我覺得每個人都應該在還沒有青光眼這類問題的時候，盡可能降低罹患青光眼的風險。**紓解頭部與眼睛的扭曲能夠預防大多數的疾病**。

此外，養成隨時施行「眼壓重設」按摩術的習慣，就能降低罹患疾病的風險，不再需要緊急的「臨時治療」。

這個按摩的習慣愈早開始愈好，沒有「太晚」或「太早」開始的問題，請大家想到就開始按摩。

「六觀」的意思

最後要為大家介紹我的名字「六觀」的意思。

「六」是一個「完全數」，而所謂的「完全數」是「6＝3＋2＋1」這種數字，也就是該數等於所有公因數總和的數字。

自古以來，「六」也被當成「特別神祕的數字」，也象徵著「完全」的意義。

比方說，大家應該都知道下面這類詞彙。

「第六感」（超越五感的直覺），**「六道」**（佛教的名詞，指的是所有生物在輪迴之前居住的六個世界）、**「六曜」**、**「六芒星」**……。

此外，在占卜術之一的「數祕術」的世界裡，「六」有**「調和一切事物之力」**的意思，所以對於以調整身體與頭骨為使命的我而言，這也是象徵我本身的數字。

至於「觀」這個字，則取自觀音菩薩。
觀音菩薩是**「聞聲救苦」**的存在，而我期待自己也能這樣幫助大家，所以才取了「六觀」這個名字。從今爾後，也希望能繼續陪伴大家，為大家消除煩惱。

2021年1月吉日

清水六觀

作者簡介

清水六觀

整復推拿師

體幹整體沙龍「六觀塾」創辦人

參明治大學柔道部之後，開始學習各種物理治療技術，並自創了一套物理治療術。在過去的四十年裡開發了許多前所未有的骨骼矯正美容術，也有許多知名模特兒與藝人在拍攝作品之前請他幫忙施術「瘦臉」，可以說是模特兒與藝人的「急救中心」。

除此之外，來沙龍求診的人幾乎都感到「視力變好了」，在經過視力檢查後，許多人的視力確實都恢復了0.2以上，有的人甚至連青光眼也得到改善，因此在口耳相傳之下，「眼壓重設術」被週刊雜誌以極大的篇幅報導。

另外，作者也開設了專業治療師「六觀式技術培訓課程」。除了暢銷書《ハンド1本で小顔になれる！》（Forest出版）之外，還有許多幫助讀者擁有美貌與健康的著作。

編輯協力　山守麻衣
裝幀　小口翔平＋奈良岡菜摘（tobufune）
內文設計　喜來詩織（エントツ）
插畫　いだりえ

攝影　片桐圭
模特兒　伊藤みく

GANATSU RESET
Copyright © Rokkan Shimizu 2021
Chinese translation rights in complex characters arranged with ASUKA SHINSHA INC
through Japan UNI Agency, Inc., Tokyo

整復推拿師的眼壓重設術
視力回升0.2

出　　版／楓葉社文化事業有限公司
地　　址／新北市板橋區信義路163巷3號10樓
郵 政 劃 撥／19907596 楓書坊文化出版社
網　　址／www.maplebook.com.tw
電　　話／02-2957-6096
傳　　真／02-2957-6435
作　　者／清水六觀
翻　　譯／許郁文
責 任 編 輯／王綺
內 文 排 版／謝政龍
校　　對／邱怡嘉
港 澳 經 銷／泛華發行代理有限公司
定　　價／350元
初 版 日 期／2022年３月

國家圖書館出版品預行編目資料

整復推拿師的眼壓重設術 視力回升0.2 / 清水六觀作；許郁文翻譯. -- 初版. -- 新北市：楓葉社文化事業有限公司, 2022.03　面；　公分

ISBN 978-986-370-389-1（平裝）

1. 眼部疾病 2. 按摩 3. 視力保健

416.7　　110021854